ESSAI CLINIQUE

SUR LES

TROUBLES DE LA MENSTRUATION

Tota mulier est in utero (HIPPOCRATE).
Propter solum uterum mulier id est quid est.
(VAN HELMONT).
L'utérus joue dans la vie pathologique de la
femme un rôle dominateur que les observateurs
de tous les temps lui ont reconnu.
(FONSSAGRIVES. Thérapeutique appliquée,
t. II. p. 304).

PAR

Alexandre MISTRAL,

Docteur en médecine de la Faculté de Paris,
Premier interne des hôpitaux de Marseille (Concours, 1878),
Ancien interne de la Maternité
Ancien externe (Concours 1876),
Lauréat de l'Ecole de médecine (années scolaires 1874 75, 1875-76, 1876-77).

PARIS

A. PARENT, IMPRIMEUR DE LA FACULTÉ DE MÉDECINE
A. DAVY, Successeur
31, RUE MONSIEUR-LE-PRINCE, 31

1881

ESSAI CLINIQUE

SUR LES

TROUBLES DE LA MENSTRUATION

Tota mulier est in utero (HIPPOCRATE).
Propter solum uterum mulier id est quid est.
(VAN HELMONT).
L'utérus joue dans la vie pathologique de la
femme un rôle dominateur que les observateurs
de tous les temps lui ont reconnu.
(FONSSAGRIVES. Thérapeutique appliquée,
t. II. p. 304).

PAR

Alexandre MISTRAL,

Premier interne des hôpitaux de Marseille (Concours, 1878),
Ancien interne de la Maternité
Ancien externe (Concours 1876),
Lauréat de l'Ecole de médecine (années scolaires 1874-75, 1875-76, 1876-77).

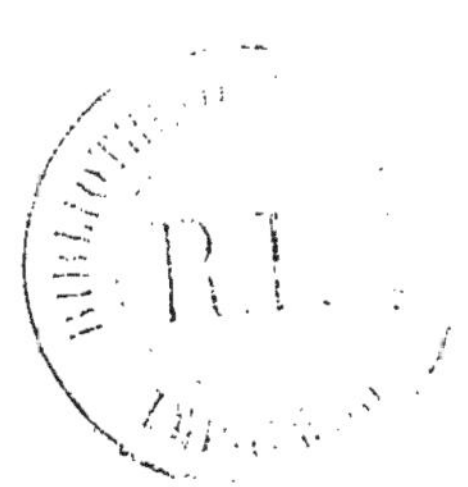

PARIS

A. PARENT, IMPRIMEUR DE LA FACULTÉ DE MÉDECINE
A. DAVY, Successeur
31, RUE MONSIEUR-LE-PRINCE, 31

1881

ESSAI CLINIQUE

SUR LES

TROUBLES DE LA MENSTRUATION

INTRODUCTION.

La femme, par sa mission spéciale et partant par les organes spéciaux propres à cette mission, constitue, pour le médecin autant que pour le physiologiste, un élément d'observation inépuisable ; c'est un champ ouvert aux investigations de toutes sortes, une source intarissable de problèmes à résoudre.

Alors que la science a produit à ce sujet des travaux physiologiques si appréciés ; alors que presque à notre époque, Gendrin (1), Négrier (2), Pouchet (3), Coste (4), se sont immortalisés par tant de découvertes importan-

(1) Traité philosophique de médecine pratique. Paris, 1839.
(2) Recherches anatomiques et physiologiques sur les ovaires dans l'espèce humaine. Paris, 1840.
(3) Théorie positive de l'ovulation spontanée et de la fécondation. Paris, 1842.
(4) Histoire du développement des êtres organisés. Paris, 1848.

tes ; alors que par la théorie de l'ovulation spontanée la menstruation elle-même est enfin sortie du chaos pour obtenir une explication partielle, point n'est besoin d'insister beaucoup pour prouver que dans les études pathologiques et cliniques on n'attribue pas à cette dernière toute l'importance qu'elle mérite. Que dans un travail pathologique quelconque on n'ait pas à s'occuper de la menstruation, quand elle fonctionne normalement, nous l'admettons sans peine ; mais ne devrait-on pas au moins chercher à savoir si dans tous les cas elle reste normale et à plus forte raison ne pas en négliger l'étude quand elle est absolument irrégulière. Loin de là, présente-t-elle, et souvent, des irrégularités ; subit-elle des troubles variés qui la mettent complètement dans le domaine de la médecine, on n'en tient pas ou presque pas compte ! Et pourtant la menstruation est le baromètre de la santé de la femme adulte ; elle doit être pour le clinicien un élément toujours à observer, un guide à consulter toujours.

A notre grand étonnement la plupart des auteurs, les classiques mêmes, traitent presque superficiellement une pareille matière ; d'aucuns ne la traitent pas du tout. Sont-ils nombreux ceux qui ont cherché à voir l'influence que la menstruation peut exercer sur telle ou telle maladie et réciproquement ? A-t-on souvent essayé de connaître les rapports qui lient les irrégularités de cette fonction (1) à la plupart des maladies, et de trouver ainsi toutes les indications que peut fournir une menstruation troublée ou déviée ? Quant à ce qui concerne le pronostic, ne montre-t-

(1) Nous disons avec dessein « Fonction » parce qu'il est temps de restituer à la menstruation non pas son indépendance, mais son individualité physiologique. Fabre. Relations pathogéniques des troubles nerveux, p. 483. Paris, 1880.

on pas, en général, une négligence coupable pour ces menstrues supplémentaires que l'on a l'air de considérer comme
physiologiques et qui pourtant surviennent souvent,
comme nous essayerons de le prouver, en vertu d'une loi
pathologique. C'est à ce point de vue surtout que les auteurs sont incomplets et parfois muets. On traite à la légère
une déviation que l'on croit tout à fait inoffensive ; loin
de la combattre, on la tolère, on la respecte même. Qu'on y
prenne garde : tôt ou tard cette déviation sera le point de
départ, la cause occasionnelle, sinon efficiente, d'une affection souvent fort grave. L'organe qui en est le siège est
sain, nous dira-t-on ? Pour nous il ne l'est pas ; il est, a
été ou sera malade. Dans cette dernière occurence, alors
que l'organe n'est pour ainsi dire que menacé par une pré-
disposition diathésique, n'est-ce pas vouloir précipiter les
phases de la maladie et faire preuve d'une ignorance, en
ce cas bien nuisible, que de laisser se congestionner c'est-
à-dire se compromettre cet organe que l'on pourrait, au
moins provisoirement, préserver ?

Notre but est de combler en partie cette lacune, car lacune il y a ; de montrer les ressources sans nombre que
procure au médecin une menstruation irrégulière, soit pour
le diagnostic de certaines maladies et surtout pour le pronostic de certaines déviations vers les organes importants,
soit pour la thérapeutique des maladies de la femme en
général.

Après quelques considérations générales, suivies d'un
court aperçu historique, nous essayerons de faire connaître les lois qui régissent les troubles et surtout les déviations des règles, c'est-à-dire nous étudierons la physiologie pathologique de la question ; nous consacrerons
ensuite un chapitre au diagnostic différentiel des déviations

menstruelles et des hémorrhagies ordinaires ; un autre
sera réservé à la valeur pronostique de ces déviations et
nous terminerons par des déductions thérapeutiques dé-
coulant naturellement des articles précédents.

La tâche est rude et nos moyens sont faibles. Puisse
cette discordance nous attirer l'indulgence de nos juges

CONSIDÉRATIONS GÉNÉRALES.

La menstruation, pour les anciens qui n'en considéraient
que le résultat, c'est-à-dire l'hémorrhagie, était une simple surcharge destinée à nourrir le fœtus et le jeune enfant.
« La nature, a dit le professeur Tissot (1), qui destinait les
femmes à élever le genre humain dans leur sein, les a
assujetties à un écoulement de sang périodique qui est la
source d'où l'enfant tirera un jour sa subsistance. »
C'est la théorie de la pléthore, abandonnée comme celle
des ferments réclamant pour les menstrues la mission de
débarrasser l'organisme des poisons qu'il pourrait conte-
nir. Pour Aran (2), le but de la menstruation serait d'éliminer
du carbone et Depaul et Guéniot, dans le dictionnaire De-
hambre, se basant sur les travaux d'Andral et Gavarret, par-
tageraient cette manière de voir. Raciborski n'est pas de cet
avis ; pour lui « la menstruation est la fin de la congestion
utéro-ovarienne et le but de cette congestion est uniquue-
ment de mettre les organes génitaux internes en rapport,
de manière à en faire un ensemble continu qui est indispensable pour la conception (3). » Gubler croit que le but

(1) Avis au peuple. Lausanne, 1785, p. 37.
(2) Leçons cliniques des maladies de l'utérus.
(3) Physiologie de la menstruation, p. 485. Paris, 1868.

de la menstruation est de calmer l'excitation génitale, d'empêcher la muqueuse de l'utérus de se transformer en caduque, de s'opposer à l'entrée de l'ovule dans l'utérus. Burdach considère la menstruation comme complémentaire de la fonction pulmonaire ; pour lui l'utérus est un poumon accessoire. Testa avait émis une opinion analogue. MM. Queirel et Rouvier ont soutenu la même idée au congrès de Montpellier pour l'avancement des sciences en 1879.

Pour nous qui voulons rester dans le domaine clinique, la seule question pour laquelle nous demanderions à la théorie une explication précise c'est l'absence de l'hémorrhagie menstruelle pendant la grossesse et l'allaitement. « Il ne se produit pas, a dit Courty, à la fois le double travail de l'ovulation et de la gestation ou de l'ovulation et de l'allaitement. Il est inutile et inexact d'expliquer l'absence d'ovulation par la révulsion que le mouvement fluxionnaire vers l'utérus ou vers les mamelles exerce relativement à l'ovaire. Le fait existe et il est une conséquence assez naturelle de l'enchaînement des actes relatifs à la reproduction pour qu'on n'ait pas à lui chercher une raison d'être en dehors de lui-même. » La menstruation cesserait donc parce que cesserait l'ovulation. C'est sans doute vrai pour ce qui concerne la grossesse. Et pourtant comment expliquer alors les cas peut-être réels de superfétation tels que ceux fournis par Marie-Anne Bigaud à Strasbourg en 1748 et par Benoîte Franquet à Lyon en 1780 (1)? Me répondra-t-on, avec Velpeau, que la superfétation n'existe pas et que la plupart du temps on a affaire à un utérus double? C'est possible, quoique l'autopsie de la première femme, faite par Eisenman en 1755,

______

(1) Traité de l'art des accouchements, par MM. Tarnier et Chantreuil, 1880.

ait démontré que l'utérus n'avait qu'une seule poche ; que l'utérus soit simple ou double, peu importe, l'ovulation n'en a pas moins continué malgré la grossesse, voilà ce dont nous prenons acte. Les cas de superfétation sont, il est vrai, trop rares pour que l'on puisse en déduire une règle générale ; mais pourquoi cette rareté ne dépendrait-elle pas de la membrane caduque qui se formant tout à fait après la conception empêche alors tout contact entre le principe séminal de l'homme et l'œuf de la femme. Dans les grossesses extra-utérines la caduque n'existe pas, aussi « un trait commun aux divers genres de ces grossesses, c'est de ne point exclure la possibilité d'une nouvelle fécondation (1). » Enfin comment expliquer également les congestions utérines périodiques que l'on observe souvent chez les femmes enceintes ? « Les femmes abondamment réglées sont très exposées à l'avortement pendant les premiers mois de la grossesse et nous avons déjà parlé de ce molimen hémorrhagique qui se renouvelle chez elles à chaque époque menstruelle (2). » D'ailleurs Depaul et Guéniot nous avouent « qu'il n'est pas impossible que dans les deux premiers mois de la grossesse, quelque vésicule de de Graaf entre en évolution. » Le maintien de l'ovulation pendant la grossesse est donc possible, mais rare. Coste, en examinant les ovaires des femmes mortes pendant la grossesse, a trouvé que le corps jaune, dans ces cas-là, était plus volumineux, mettait plus de temps à se résorber et restait seul. Nous avons pu nous-même nous livrer plusieurs fois à un examen de ce genre. Citons un exemple entre tous.

(1) Cazeaux. Traité d'accouchements, p. 606.
(2) Cazeaux. Loc. cit., p. 571.

Obs. I. — Une femme enceinte de 7 mois était entrée à l'Hôtel-Dieu le 25 avril 1881 et avait pris place au n° 21, salle Sainte-Catherine, service de M. Combalat. Une hémorrhagie utérine l'avait enlevée pendant la nuit. Un beau corps jaune ayant 1 c. m. de diamètre existait seul dans l'ovaire droit ; pas de cicatrice récente dans l'ovaire gauche.

Nous ne sommes pas du tout de l'avis de Courty pour ce qui concerne la période de l'allaitement. Ici l'absence de l'hémorrhagie doit aller chercher une explication ailleurs que dans l'arrêt de l'ovulation, arrêt qui n'est rien moins que prouvé. Les exemples pullulent, en effet, de nourrices devenues enceintes, sans voir leurs menstrues revenir. Haller (1), Cazeaux (2), Murray (3) en citent. Nous avons vu souvent nous-même des nourrices, menstruées ou non, entrer à la Maternité de Marseille et quelquefois pour y accoucher bientôt. Depaul et Guéniot, eux-mêmes, quoique partisans de la non-ovulation pendant l'allaitement, disent dans le Dictionnaire Dechambre : « La sécrétion laiteuse fait l'office d'une déviation par rapport aux phénomènes de la menstruation. » Ce qui explique comment l'hémorrhagie menstruelle n'a pas lieu, mais ce qui ne prouve pas que l'ovulation ait en même temps cessé. Pour nous, au contraire, le maintien de l'ovulation est de règle dans l'allaitement ; si l'hémorrhagie menstruelle est supprimée, c'est pour laisser plus de matériaux à la sécrétion laiteuse. Noüs en trouvons la preuve chez les nourrices réglées dont le lait est certainement moins bon, quoi qu'en dise Raci-

(1) Elementa physiologiæ, t. VII, liv. XXVIII, p. 143. Berne, 1765.
(2) Cazeaux. Loc. cit., p. 78.
(3) Edinburgh medical journal, 1858.

borski (1) : « Il est incontestable, pour Lacassagne (2), que le développement d'un embryon ou les règles détournent des matériaux servant à la sécrétion lactée. » Stoltz, dans le Dictionnaire de médecine et de chirurgie de Jaccoud ; Jacquemier, dans le Dictionnaire de Dechambre, article *Allaitement,* sont du même avis et trouvent que l'enfant dépérit invariablement quand la nourrice est réglée.

HISTORIQUE.

Les travaux sur la valeur clinique des troubles de la menstruation sont tous à peu près de date récente, et laissent à désirer au point de vue des conclusions que les auteurs en déduisent. Chez les anciens et jusqu'à la découverte de l'ovulation, les idées les plus bizarres ont eu cours à ce sujet, et nous ne les rappellerons pas ici.

Hippocrate, Galien, ne nous apprennent rien sur les indications que peut procurer au clinicien une menstruation irrégulière ; à peine disent-ils quelques mots de déviations, le premier du côté de la mamelle « conclusi uteri menses ad mammam recurunt », le second du côté des parties faibles « confluunt superflua semper ad imbecilliores particulas. »

Astruc (3), Stahl (4), Pinel, Bichat, Ledran, Gardien (5) attribuent souvent le cancer du sein aux déviations menstruelles répétées vers cet organe : « Les cancers du sein, a dit ce dernier, surviennent ordinairement quand les règles

(1) Gaz. méd., 1843.
(2) Lacassagne. Précis d'hygiène, p. 477.
(3) Astruc. Maladies des femmes, 1761. t. V, p. 317.
(4) Stahl. Dissertatio de mensium insolitis viis, 1762.
(5) Gardien. Traité des accouchements, 1807.

se suppriment, à raison des congestions de sang dans ces glandes. » Robert (1), de Marseille, soutient également que les cancers du sein se produisent quand les évacuations menstruelles cessent pour se porter aux mamelles.

Vers le milieu de ce siècle, au moment où les ouvrages physiologiques que nous avons cités enrichissaient la science de découvertes si belles, une nouvelle ou plutôt une première impulsion fut donnée au genre d'études que nous poursuivons. On chercha a étudier la menstruation également au point de vue pathologique, à soulever le coin du voile épais qui couvrait la question. En 1838 l'Académie de médecine mit au concours ; *de la menstruation considérée en elle-même et dans ses rapports avec les maladies.* Raciborski et Brierre de Boismont furent couronnés ; nous donnerons bientôt notre appréciation sur les ouvrages respectifs de ces deux auteurs qui ont, tous deux, beaucoup écrit sur la menstruation. A peu près à la même époque le Dr Hauff (2) faisait paraître à Stuttgardt, sur la menstruation, un ouvrage où il fait preuve d'une vaste érudition mais où, comme dans les écrits des deux auteurs précités, on ne rencontre aucune conclusion au sujet de l'influence de la menstruation sur les maladies aiguës et chroniques et réciproquement. Ce difficile problème attira encore l'attention de deux savants, Hérard (3) et Perroud (4) qui malheureusement ne sont pas toujours d'accord. Puech (5) s'est aussi beaucoup occupé de la menstruation

---

(1) Robert. Art de prévenir le cancer au sein. Paris, 1812.
(2) Medicinische abhandlungen, 1839.
(3) Hérard. Influence des maladies fébriles sur les règles, 1851.
(4) Perroud. Influence des pyrexies sur la menstruation, 1858.
(5) Puech. Atrésie des voies génitale chez a femme, 1861. Des déviations menstruelles, 1863

mais dans un sens un peu différent du nôtre. Quant aux auteurs, soit d'ouvrages spéciaux, soit de traités généraux de
pathologie, depuis Astruc (1) jusqu'à Lutaud et Gaillard (2),
ils disent peu de chose concernant notre sujet; à peine
avons-nous rencontré, disséminées çà et là, des idées peu
détaillées, que nous avons pour ainsi dire saisies au vol,
pour leur donner l'étendue et l'importance qu'elles méritent. Ces idées nous les avons trouvées dans Jaccoud, Bernutz, Trousseau, Fonssagrives (3) et nous en parlerons en
temps et lieu.

Quelques thèses ont été publiées sur notre sujet, mais
toutes, à peu près, péchent par un optimisme exagéré ; nous
aurons l'occasion de les citer dans le courant de notre travail.

Enfin dans une publication récente, notre ami et collègue,
le D' Rouvier (4), a insisté sur les dangers des déviations
menstruelles répétées vers le même organe, ainsi que sur
les accidents diathésiques qui peuvent en résulter. Nous
sommes tout à fait, et depuis longtemps, de cet avis. Le
Dr Rouvier n'en restera pas là et nous-même, quand le
temps le permettra, nous nous promettons d'essayer de
compléter ce que nous ne pouvons qu'ébaucher aujourd'hui.

PHYSIOLOGIE PATHOLOGIQUE

Il n'est pas toujours facile d'expliquer comment et pourquoi la menstruation n'a pas lieu normalement, d'étudier

(1) Astruc. Loc. cit., 1761.
(2) Lutaud et Gaillard. Maladies des femmes, 1879.
(3) Fonssagrives. Thérapeutique de la phthisie pulmonaire, 1878.
(4) Jules Rouvier. Considérations sur les déviations menstruelles,
1879.

et de connaître la cause des troubles si variés de cette
fonction. Souvent cette cause est tout simplement mécanique : telle est l'atrésie (1) d'une des parties génitales ;
d'autrefois elle est, pour ainsi dire tératologique, l'absence
ou l'état rudimentaire de l'utérus par exemple. Puech (2)
cite 11 cas de déviations menstruelles dues à la première
cause et 42 à la seconde. Nous verrons bientôt ce qu'il y a
à craindre et à faire dans ces deux circonstances.

La cause peut enfin être pathologique et c'est cette dernière, qui produit les effets les plus variés, qui nous oc-
cupera le plus longtemps. Disons d'abord, ce qui est
admis pour tout le monde, que la menstruation est supprimée toutes les fois que l'organisme, sous le coup
d'une affection chronique quelconque, est dans un état
de délabrement et de marasme tel qu'il n'existe plus,
pour ainsi dire, qu'à demi et ne peut suffire aux fonctions accessoires. Quant aux déviations menstruelles, elles
ont lieu vers un organe faible ou malade (pars mino-
ris resistentiæ) ; leur lieu d'élection indique clairement
le caractère pathologique de la cause qui les produit.
« Chacun de nous, a dit le professeur Cavalié, dans un de
ses cours, a une partie relativement faible, plus impres-
sionnable, plus accessible aux désordres morbides ». Et
Lorey (3) : « La fluxion utérine supprimée se détourne en
quelque sorte sur un autre organe, physiologiquement ou

(1) Atrésie qui peut n'être que temporaire et dépendre alors, comme
le disent Bernutz et Goupil (Clinique des maladies des femmes, t. I,
1860), soit de la contraction spasmodique du col, soit de la présence
dans cet organe d'un produit accidentel.

(2) Puech. Loc. cit.

(3) Lorey. Des vomissements de sang supplémentaires des règles.
Thèse n° 23, 1875.

pathologiquement préparé à la recevoir. » Les observations
en effet de déviations vers un organe faible ou malade ne
sont pas rares. Brierre de Boismont dit que Dupuytren a
observé plus de 100 cas de déviations après des opérations
chirurgicales. Le D_ Cauchois, dans une communication à
la Société des sciences médicales en 1872, cite deux observations d'hémorrhagies remplaçant les règles et ayant lieu
l'une du côté d'une plaie de l'avant-bras et l'autre du côté
d'un polype naso-pharyngien opéré par Verneuil et réci-
divé ; Lorey en cite une autre d'hémorrhagie supplémentaire à la surface d'un lupus. Danlos (1) a publié une observation d'eczéma aigu autour d'un lupus ancien et guéri,
eczéma se renouvelant à chaque époque menstruelle, et
plusieurs autres cas de poussées d'une affection chronique
cutanée au moment des règles ; enfin tout le monde a pu
observer des déviations du côté d'un ulcère, d'une plaie
et nous n'insistons pas. D'autres fois la déviation se fait
vers un organe sain en apparence ; mais que de décep-
tions cette trompeuse apparence ne nous réserve-t-elle
pas ?

Il peut y avoir déviation menstruelle sans hémorrhagie
quoique Raciborski (2) prétende que, quand il n'y a pas
menstruation normale il y a ou congestion utérine, ou hémorrhagie supplémentaire et rien autre. Les observations
pourtant ne manquent pas : tantôt c'est une congestion pulmonaire, avec accès de suffocation, comme nous avons pu
en observer un cas chez la femme d'un agent de change de
Marseille ; tantôt c'est une congestion du foie pouvant con-

(1) Danlos. Influence de la menstruation sur les maladies cutanées.
Thèse n° 111, 1874.
(2) Raciborski. Loc. cit,

courir à la formation de calculs biliaires : (1) ce sont d'autrefois des congestions répétées des mamelles, amenant à la fin l'hypertrophie de ces glandes (2). Tueffard (3) en a publié un exemple ; mais il se faisait après la tuméfaction un écoulement séreux, puis sanguinolent. Enfin il peut se produire un purpura des ecchymoses aux mamelles ou bien une parotide (4), un thrombus des petites lèvres (5) ; ou bien encore des affections cutanées chez les hystériques et les rhumatisantes ; (6) mais alors l'affection remplace plutôt les règles qu'elle n'est une vraie déviation ; le travail morbide qui a lieu dans la partie malade supprime l'hémorrhagie en vertu des lois de la révulsion, voilà tout. Ce genre de suppression est assez commun et il est à remarquer que ce qui remplace les menstrues est presque toujours une affection à laquelle la femme est depuis longtemps sujette : Chez une hystérique c'est une crise d'hystérie, d'épilepsie chez une épileptique (7). Brierre de Boismont cite une maniaque avec des accès de folie périodique au moment des règles ; l'apparition provoquée de ces dernières fut d'une influence heureuse sur la maladie. Nous avons connu une jeune personne en butte à des crises de gastralgie qui se renouvelaient toutes les fois que les règles coulaient peu ou pas du tout ; l'appel du sang vers l'utérus faisait disparaître bientôt les douleurs. Pinel a observé un cas d'hystérie suivie d'une éruption vésiculeuse à chaque

(1) Castau. Des diathèses, p. 320.
(2) Duplay. Pathologie externe, t. V, p. 620.
(3) Union médicale, 1872.
(4) Habram, de Reims, in Gaz. des hôp., 27 novembre 1880.
(5) Trousseau. Clinique de l'Hôtel-Dieu, t. I, p. 256.
(6) Danlos. Loc. cit.
(7) Jaccoud. Pathologie interne, t. II, p. 417.

période menstruelle. Nous avons pu voir au n° 1, salle Sainte-Elisabeth, une jeune personne, certainement hystérique, présentant un œdème de tout le côté gauche après suspension des règles ; le fait est cité par M. Fabre, dans son excellent livre (1). Le Dr Teissier, en 1851, a observé une hémiplégie périodique remplaçant les menstrues. Notre ami regretté, le Dr Garcin parle d'une dame qui, au moment et à la place du flux périodique, a présenté un œdème assez étendu de la face, probablement de nature nerveuse ; cet œdème s'est renouvelé deux fois consécutives et a disparu quand les règles sont revenues (2). Azam de Bordeaux observe en ce moment une jeune cataleptique de 22 ans qui n'a ses crises qu'à l'époque du flux menstruel. Maisonneuve, Hertius ont cité des épileptiques chez lesquelles l'insuffisance ou l'absence de l'hémorrhagie cataméniale déterminaient seules des accès de leur triste maladie (3). Mais l'affection qui sans contredit remplace le plus souvent les menstrues est l'érysipèle. Thomas en a fait son sujet de thèse (4) ; Béhier, en 1854, a vu une femme qui, pendant 5 ns, a eu un érysipèle périodique à la place des règles. Voici deux cas identiques que nous avons pu observer nous même simultanément à l'hôpital de la Conception, dans le courant de notre internat.

Obs. II. — Le 25 septembre 1877, entre à la salle Sainte-Berthe et est placée au n° 1, la nommée Marie P... âgée de 26 ans. Le 8 octobre, au moment des règles, qui n'arrivent pas, survient un érysipèle de la face ; guérison au bout de 7 jours. C'est la 7mo fois,

---

(1) A. Fabre. Loc. cit., p. 392.
(2) Marseille médical, juillet 1879.
(3) Marseille médical, Taquet, septembre 1879.
(4) Thomas. Erysipèle périodique cataménial, thèse 1875, n° 150.

nous dit la malade, que les menstrues sont ainsi remplacées chez elle.

Obs. III. — Dans le même service de M. le Dr Seux fils, entre le 11 novembre 1877, la nommée Françoise A... domestique, âgée de 22 ans, bien réglée depuis l'âge de 15 ans. Cette jeune personne, placée au n° 7 de la salle Sainte-Berthe, est atteinte d'un érysipèle de la face qui est survenu au moment de l'hémorrhagie menstruelle et l'a remplacée ; la guérison fut prompte et 8 jours après la malade devenait infirmière. Le 10 décembre un érysipèle de la face survenait de nouveau à la place de l'écoulement menstruel et disparaissait dans la huitaine.

L'hémorrhagie menstruelle peut être également remplacée par un flux qui n'ait rien de sanguin ; la loi que nous avons posée trouve ici une nouvelle application. Ce flux supplémentaire, acte morbide lui-même, se fait en vertu d'une influence pathologique, qu'il ait lieu vers un organe faible ou qu'il se montre sous la forme d'une affection à laquelle la malade n'est pas étrangère. Chez les personnes faibles, délicates, sujettes aux flueurs blanches, c'est une leucorrhée simple, n'indiquant sa périodicité que par un peu plus d'abondance, qui remplace les règles ; Churchill (1) en a cité un cas, tout le monde d'ailleurs a pu en observer. Chez d'autres c'est une bronchorrhée, une diarrhée, parce que l'appareil bronchique ou intestinal est faible ; nous en citons, plus loin, un exemple probant. D'autrefois c'est une hydropisie « alors vraiment supplémentaire » (2) une ascite, qui survient après et a cause de la suppression des règles par un refroidissement, une imprudence quelconque, comme dans le cas suivant.

(1) Churchill. Maladies des femmes, t. I, p. 204.
(2) Jaccoud. Loc. cit., t. I, p. 55.

Obs. IV. — Le 15 avril 1878, entre à l'Hôtel-Dieu, service de M. Girard, salle Sainte-Catherine nº 33, la nommée Marguerite R..., âgée de 18 ans. Elle nous raconte qu'au moment où ses règles commençaient à couler, elle commit l'imprudence de prendre un bain de pieds froid; les règles se supprimèrent et le ventre augmenta de volume. Nous sommes en présence d'une ascite manifeste la sensation de flot est facilement perceptible ; l'épanchement paraît même être assez considérable. Des purgatifs et des diurétiques sont ordonnés et font bientôt diminuer l'ascite. Le mois suivant les règles revinrent normales et le 25 mai la malade sortait complètement guérie.

Passons à l'action que peuvent exercer les maladies aiguës sur la menstruation. Qu'arrive-t-il lorsqu'une de ces affections survient à l'époque menstruelle? Les avis sont partagés : Pendant que Raciborski (1), dans un ouvrage couronné, prétend avec des observations à l'appui, que, pas plus que les bronchites, les pneumonies et les pleurésies n'ont une influence quelconque sur la menstruation, Brierre de Boismont (2) cite 454 cas de pneumonie résultant pour lui de la suppression des règles, mais ayant plutôt au contraire amené cette suppression : Brierre avait sans aucun doute pris la cause pour l'effet.

Hérard pense que les maladies aiguës augmentent et accélèrent le flux ; il admet pourtant que l'hémorrhagie peut être supprimée si elle doit survenir en même temps que la maladie.

Perroud (4) tout en trouvant que certains états mor-

(1) Traité sur les rapports des maladies respiratoires et la menstruation. Paris, 1856.

(2) De la menstruation et de ses rapports physiologiques et pathologiques, 1842.

(3) Hérard. Loc. cit.

(4) Perroud. Gaz. des hôp., 1858.

bides, les fièvres éruptives surtout, font devancer l'époque, avoue que le rhumatisme et la fièvre typhoïde peuvent agir différemment : il ajoute que, quand les lésions sont nombreuses et intenses, l'hémorrhagie est supprimée ou diminuée et que ce fait rentre alors dans la loi générale de la révulsion et de la dérivation. Cet aveu nous est précieux et plaide en faveur de la cause que nous allons soutenir.

Pour de Rayssac (1) les maladies fébriles respectent, suppriment ou accélèrent les règles. Mieux proclamer l'obscurité qui couvre la question serait chose assez difficile.

Pour nous, les maladies febriles suppriment totalement ou en partie l'hémorrhagie menstruelle, ou bien l'appellent vers l'organe malade : c'est alors, comme le laisse échapper Perroud, une dérivation réelle.

Dans les pyrexies ne nous trouvons-nous pas souvent, en effet, en face d'une absence partielle ou totale de la menstruation ? Nous avons déjà parlé des cas nombreux où l'érysipèle remplace les menstrues. Qu'une pneumonie survienne au moment des règles, elle les supprimera la plupart du temps. Si l'hémorrhagie physiologique a lieu, c'est la maladie elle-même qui alors subira l'influence de la menstruation, de telle sorte que l'hypérémie pulmonaire sera en raison inverse de l'hémorrhagie menstruelle. Voici un exemple de chacun de ces cas. Dans le premier la maladie modifie la menstruation, dans le second, elle est modifiée elle-même par cette dernière.

Obs. V. — Joséphine Augier, sur laquelle nous aurons à revenir, entre le 19 juillet 1879 à l'hôpital de la Conception, salle Sainte-Clotilde. Elle a eu un frisson violent suivi d'une douleur au côté, toujours fixe ; la peau est chaude, la langue sale, les crachats sont

(1) De Rayssac. Etude sur la menstruation, thèse, 1875, n° 219.

.iouillés. L'auscultation, par le souffle et les crépitants classiques qu'elle nous fait entendre, confirme le diagnostic de pneumonie. Les règles attendues le 25 n'apparaissent pas. La maladie suit son cours ordinaire et se termine par la guérison complète le 8 août. Le 20 août retour normal des menstrues.

Obs. VI. — Fléchier Magdeleine, âgée de 23 ans, entre le 28 no vembre 1878, salle Sainte-Elisabeth, n° 2, service de M. Fabre. Les symptômes qu'elle présente : frisson, point de côté, toux, crachats rouillés, ainsi que les signes fournis par l'auscultation ne laissent aucun doute sur le genre de maladie qu'elle a. M. Fabre ordonne un vésicatoire et deux potions ; l'une avec : alcool 30 gr. et sirop d'ipéca 15 gr. et l'autre avec 20 gr. acétate d'ammoniaque ; thé alcoolisé chaud comme tisane.

30 novembre. Le vésicatoire a coulé beaucoup ; la malade n'a pas dormi à cause de la toux : ut-suprà.

1er décembre. Les menstrues sont arrivées, mais en petite quantité ; le mieux est sensible, la toux a diminué, les phénomènes de congestion et d'hépatisation sont moins prononcés.

Le 2. Les règles ne coulent plus. La toux a repris de plus belle. L'acétate d'ammoniaque est maintenu pour rétablir, s'il est possible, l'écoulement menstruel.

Les 3, 4, 5. Même état ; les règles ne sont pas revenues.

Le 6. Potion avec 2 gr. oxyde blanc d'antimoine ; 30 gr. sp. de codéine ; emplâtre de thapsia. La maladie suit ses phases ordinaires et se termine par la guérison.

Cette observation est surtout intéressante par le phénomène présenté le 1er décembre ; l'hémorrhagie menstruelle arrivant, même en petite quantité, dans le cours d'une pneumonie et en modifiant d'une manière notable et favorable les symptômes principaux, toux, expectoration, inflammation pulmonaire. Nul ne doute que les mêmes symptômes n'eussent pas subi de recrudescence le lendemain si l'écoulement physiologique avait persisté.

Quelquefois la maladie, au lieu de supprimer le flux menstruel, se contente de l'appeler vers l'organe·faible ; c'est-à-dire prédisposé.

Obs. VII. — La nommée Piquemal Pauline, domestique, âgée de 24 ans, est entrée le 27 février 1878 à l'hôpital de la Conception, salle Sainte Magdeleine n° 27, pour une ulcération au vestibule. Elle a toujours été bien réglée et vient d'avoir ses affaires ; elle les attendait le 24 mars lorsqu'elle fut atteinte de fièvre catarrhale : langue sale, bouche mauvaise, douleurs de tête, congestion pulmonaire, température 38°. Deux purgatifs eurent raison de tous ces symptômes ; seulement le 25 survint une hémoptysie qui ne disparut que le 28. Le 29, le poumon était sain. Les mois suivants, la menstruation ne présentait rien d'anormal.

Obs. VIII. — La nommée Miffre Marie, âgée de 22 ans entre comme volontaire dans le même service le 17 juin 1878. Le 20 juin elle se plaint de maux de tête, d'envies de dormir, d'inappétence ; la langue est blanche, la peau chaude ; il y a du larmoiement et un peu de toux. Nous diagnostiquons une fièvre catarrhale. Les dernières régles dataient du 28 mai et les avant-dernières du 6 du même mois ; la malade les attendait donc à ce moment. Les 22 et 23, hémorrhagies bronchiques avec congestion pulmonaire très marquée. Ces hémorragies supplémentaires s'arrêtent le 25 et le lendemain la fièvre catarrhale est guérie. Les menstrues arrivent normales le 20 juillet et se continuent de la même manière, en laissant entre elles un intervalle de 20 à 25 jours seulement.

Quelquefois l'on n'observe qu'une simple congestion de l'organe. Jaccoud (1) parle d'une bronchite par fluxion compensatrice à la suite de suspension des règles. Nous avons vu, en octobre 1877, au n° 17 de la salle Ste-Berthe, unejeune femme rhumatisante qui a deux époques consécutives n'a pas eu ses règles ; elles se sont jugées, pendant

(1) Jaccoud. Loc. cit , t. I, p. 813.

4 ou 5 jours, par un gonflement plus considérable des articulations. Dernièrement encore, nous avons été appelé auprès d'une jeune dame ordinairement bien menstruée, atteinte d'arthrite rhumatismale des deux poignets au moment même où elle attendait ses règles qui, cette fois-là, ne vinrent pas.

Certaines pyrexies semblent sortir de la loi commune ; ainsi les fièvres éruptives donnent lieu à de fortes hémorrhagies que Gübler a très bien appelées épistaxis utérines. Seulement ces hémorrhagies ne dépendent nullement de la menstruation ; elles n'ont rien de menstruel. La fièvre typhoïde, la variole n'occasionnent-elles pas chez l'homme des hémorrhagies, surtout nasales, considérables? Les épistaxis utérines ne sont donc pas le résultat de l'influence de la maladie sur la menstruation ; elles dépendent de la nature même la maladie qui provoque des hémorrhagies dans l'un et l'autre sexe; nous n'avons alors pas à nous en occuper. Mais la pyrexie qui les fait naître peut quelquefois subir la loi commune, c'est-à-dire supprimer les règles comme dans l'observation suivante.

Obs. IX. — Brousse (Louise), âgée de 17 ans, domestique, née à Pont-Saint-Esprit, bien réglée depuis l'âge de 15 ans, entre à l'Hôtel-Dieu, salle Sainte-Catherine, n° 6, service de M. Girard dont j'avais l'honneur d'être alors l'interne, le 26 août 1879, pour une scarlatine classique. Température très élevée, éruption le lendemain, angine, etc. Attendait ses affaires quelques jours après ; elles ne vinrent pas du tout. La maladie suivait son cours ordinaire et semblait promettre une issue favorable quand, à la suite d'une indigestion, survint une néphrite parenchymateuse qui entraîna la malade à la fin de septembre.

Nous n'avons rien à dire des cas, rares d'ailleurs, d'aménorrhée constante et absolue sans cause physiologique ou pathologique saisissable. L'absence congénitale des ovaires est la seule explication logique que nous puissions en donner.

Enfin pour terminer cette partie de notre travail, nous devons ajouter que les troubles de la menstruation sont quelquefois sous la dépendance d'une affection de l'utérus : « La menstruation, dit avec raison Courty (1), doit exciter un vif intérêt parce qu'elle révèle souvent par ses troubles l'existence d'une maladie utérine. »

DIAGNOSTIC

Les détails, peut-être un peu longs, dans lesquels nous sommes entré au sujet de la physiologie pathologique de la question, nous seront d'un grand secours pour le diagnostic des déviations et des troubles menstruels, diagnostic souvent de la plus grande difficulté. Sans doute et ce sera là notre première investigation, le toucher nous donnera, par l'absence de l'utérus, l'imperforation du col ou de l'hymen l'atrésie du vagin, la clef de bien des énigmes ; la cause mécanique du trouble menstruel une fois connue, le moyen d'y rémédier sera tout indiqué. Les parties génitales présentent-elles une disposition anatomique normale, c'est ailleurs qu'il faudra chercher le corps du délit. On fera appel à toutes les causes qui peuvent dévier ou supprimer les menstrues ; on les passera attentivement en revue, on les pèsera toutes avec soin et l'une après l'autre. Qu'une maladie survienne au moment même où la cessation de règles est observée, non seulement la cause de la suppression, cause d'ailleurs commune, sera facilement connue, mais encore l'on se trouvera souvent mieux armé contre cette

(1) Courty. Traité des maladies de l'utérus.

cause elle-même. Le soin minutieux que l'on mettra à étudier l'état pathologique de la personne atteinte de suppression de menstrues sera toujours largement rémunéré par les bons résultats que donnera cette étude. Voici une observation où le diagnostic n'a pu être fait qu'à demi et qui mérite pourtant d'être citée, tant pour ce qui concerne notre sujet que pour la condition particulière qu'elle a présentée.

Obs. X. — Le 19 août 1878, entrait à l'Hôtel-Dieu, salle Sainte-Elisabeth, n° 7, service de clinique médicale, la nommée Assis (Rose) âgée de 24 ans, née à Erp (Ariège). Le lendemain à la visite nous la trouvons dans le décubitus dorsal, la face un peu grippée ; elle nous raconte qu'elle souffre de l'abdomen depuis quinze jours environ ; que la douleur a débuté en bas et sur un des côtés. Une application de 10 sangues sur le ventre amena un peu de soulagement et les menstrues pendant quelques heures ; mais les douleurs persistèrent, la fièvre s'alluma et la décida à venir chercher un refuge et des soins à l'Hôtel-Dieu.

La peau est chaude ; le ventre ballonné, sonore à la percussion, très douloureux à la pression surtout en bas ; l'appétit est nul, la soif ardente ; joignons à ces symptômes un pouls petit, une constipation opiniâtre, des envies continuelles de vomir, pour nous convaincre que nous avons affaire à une péritonite. Mais quelle en est l'étiologie ? La malade n'a pas reçu de coups ; elle a toujours été bien réglée jusqu'au 8 juillet, par conséquent nous ne pouvons pas penser à un avortement, provoqué ou non, cause la plus ordinaire de ce genre de maladie ; elle n'a pas eu froid, elle se porte bien et rien n'autorise à penser à une péritonite rhumastismale ou à une poussée tuberculeuse ; les poumons sont sains ainsi que le cœur. Mais le début des douleurs et du malaise datait du 8 au 10 août, qui était aussi l'époque où devait se faire l'hémorrhagie menstruelle ; les quelques sangsues appliquées l'ont même légèrement réveillée. La menstruation a donc fourni les matériaux de la maladie. De quelle manière l'a-t-elle provoquée ? Est-ce par une hémorrhagie ovarienne ou tubaire ? Est-ce par le reflux du sang de l'utérus jusque dans le péritoine ? Le toucher vaginal et le toucher rectal ne nous font reconnaître aucune tumeur sanguine, mais nous permettent seulement de sentir l'utérus retiré en haut sans doute par des fausses membranes. L'étiologie menstruelle est maintenue : vésicatoire très large sur l'abdomen, lim. gaz. glace.

P 116 T 38,5.

Le lendemain 21, nous trouvons la malade un peu mieux. Le pouls s'est relevé ; le vésicatoire a bien agi et semble avoir soulagé ; P. 90, T 38 ; la nuit a été assez bonne ; tout indique que la péritonite est bien circonscrite et que la thérapeutique pourra en avoir raison : ut suprà: plus, lait 2 prises.

Le soir nous trouvons la malade avec les jambes fléchies et souffrant davantage. P 96, T 38,5, R 36.

22. Mieux sensible ; pouls meilleur, 84. T 37,7, R 24. Bouillons, potages et quelques fruits cuits.

23. T. 37,5, P. 72, R. 22: Ut suprà; ventre toujours ballonné; pas de selles, magn. calc. 2 gr.

24. Ut suprà ; nuit assez bonne ; quelques selles hier après la magnésie.

25. Nuit mauvaise ; douleurs plus fortes ; pas de selles hier ; les parois abdominales paraissent indurées en bas : notre attention est attirée de ce côté mais ne pourra être satisfaite que plus tard ; pourtant le pouls est bon ; la température et la respiration sont normales ; badigeonnages à la teinture d'iode : ut suprà.

26. Encore une nuit d'insomnie malgré les conditions favorables indiquées par le pouls, la température et la respiration; les douleurs persistent et paraissent pourtant être un peu plus limitées ; le ventre est toujours très développé et induré en bas ; pas de selles et pas de vomissements ; la malade nous dit qu'elle perd quelques gouttes de sang depuis deux jours : ut suprà.

Cette induration du bas-ventre nous intrigue beaucoup et nous rend très-perplexe. Indique-t-elle une tumeur ancienne ? Est-ce tout simplement l'utérus hypertrophié par une grossesse ? Un avortement n'aurait-il pas eu lieu il y a quelques jours ? La malade nous assure qu'elle a bien été réglée jusqu'à sa maladie et qu'elle ne souffrait que depuis dix ou quinze jours avant d'entrer à l'hôpital ; elle avoue pourtant qu'après son dernier accouchement survenu il y a un an, et depuis ce temps-là, le bas-ventre lui faisait toujours un peu mal. Nous réservons ce diagnostic local jusqu'au jour où, les fortes douleurs disparues ou amoindries, nous pourrons nous livrer à un examen plus minutieux et plus complet.

Le 27. Les douleurs persistent ainsi que la constipation ; l'induration est bien limitée maintenant ; c'est bien la place que devrait occuper l'utérus grossi.

Le 28. Nous pouvons, grâce à la disparition presque complète de la douleur, explorer l'abdomen convenablement et nous assurer de l'existence d'une tumeur assez dure que nous pensons être un fibrome ; encore quelques gouttes de sang ; *ut suprà*, avec augmentation de nourriture.

Le 29. Le ventre a diminué de volume, sans doute à cause de la résorption des produits de la péritonite ; la tumeur paraît aussi moins volumineuse ; serait-ce à cause de la diminution de l'inflammation périphérique ? La malade dort un peu mieux, ne souffre presque plus, a bon appétit ; le facies est toujours décoloré ; *ut suprà* avec 4 dragées d'iodure de fer.

Le 30. Les badigeonnages sont encore ordonnés et activent la résorption des produits inflammatoires. La malade nous accuse un appétit vraiment vorace ; la 1/2.

Le 31. Rien de nouveau ; un peu d'insomnie de temps en temps ; les 3/4.

1er septembre. Nous voyons la tumeur diminuer tous les jours, les forces revenir jusqu'au 7 septembre, époque où la malade obtient son exeat. A ce moment, la tumeur peut très bien être explorée. Elle paraît être sous-péritonéale et occuper la face supérieure de l'utérus ; elle devait sans-doute exister au moment du dernier accouchement, sans nuire beaucoup, grâce à sa place.

Pouvons-nous maintenant certifier quelle a été la cause de la péritonite ? L'existence de la tumeur a vraisemblement dû contribuer à la provoquer, mais nous persistons à croire que la menstruation en a fourni les éléments principaux ; c'est d'ailleurs l'avis de notre vénéré maître, M. le professeur Fabre ; une des raisons qui plaident le plus en faveur de l'étiologie menstruelle, c'est la bénignité relative de la péritonite observée, alors que cette maladie est presque toujours mortelle.

Mais là surtout où la difficulté est grande et parfois insurmontable, c'est quand il faut reconnaître si une hémorrhagie, utérine ou autre, est sous l'influence ou non de l'évolution ovulaire et par conséquent de la menstruation. Nous avons déjà parlé de ces hémorragies utérines fréquentes au début des fièvres éruptives et nous avons dit que la meilleure preuve qu'elles n'avaient rien de menstruel c'est que les mêmes maladies provoquaient également des hémorrhagies chez l'homme.

Nous avons aussi dit un mot des cas où le molimen hémorrhagique provoque l'avortement dans les premiers mois de la grossesse. Dans des conditions semblables, il est souvent fort difficile de savoir si l'on a affaire tout simplement à l'écoulement périodique, un peu exagéré, ou à un avortement, provoqué sans nul doute par cet écoulement, mais constituant le fait principal. On a parlé de la présence de caillots, de leur forme ; mais ce signe est loin d'être caractéristique, des caillots pouvant également se produire dans l'hémorrhagie menstruelle simple ; d'autres ont plus de valeur : l'abondance de l'hémorrhagie, l'état et l'augmentation de volume de l'utérus, la présence dans le sang d'une vésicule (quand on peut la constater), les symptômes de grossesse toujours douteux, il est vrai, à cette époque. Malheureusement on ne se livre pas à toutes les investigations nécessaires et la métrorrhagie, consécutive à l'avortement, est prise pour le simple résultat de la menstruation. Voici pourtant deux cas que nous avons pu observer attentivement et qui n'ont laissé aucun doute dans notre esprit.

Obs. XI. — Lorent (Marie), âgée de 20 ans, entrée le 7 juin 1878 pour un chancre à la petite lèvre droite, a eu ses affaires le 22 mai dernier ; elle a toujours été bien réglée et a toujours joui d'une bonne santé. Hémorrhagie vulvaire le 20 juin ; la malade croit avoir affaire à ses règles, mais une véritable métrorrhagie se déclare le soir avec formation d'énormes caillots.

Le 21, au matin, le toucher nous permet de constater que l'utérus est un peu grossi, que le col est entr'ouvert ; dês lors nous sommes sur la voie et nous pensons avoir affaire à un avortement. Nous apprenons-que depuis quelque temps la malade a des envies de vomir et par extraordinaire des picotements dans les seins devenus un peu plus volumineux.

La malade n'a pas reçu de coups ni subi de secousses, ni eu d'avortements antérieurs ; l'ovulation continuant à se faire malgré la grossesse avait déterminé la congestion puis l'hémorrhagie utérine. (Seigle ergoté, 2 gr. en 4 prises ; repos, glace sur le ventre.) Malgré ces moyens, l'hémorrhagie persiste et nous découvrons au milieu du sang une vésicule gélatineuse, vermiforme, d'une longueur de 1 centimètre 1/2, qui ne peut être que l'embryon. Le soir le tamponnement est nécessaire.

Le lendemain 22, la perte continue, mais minime ; le tamponnement est renouvelé et maintenu jusqu'au 24, puis enlevé, le sang ne s'écoulant plus du tout.

Obs. XII. — La nommée Rosine M…, âgée de 30 ans, entre à la salle Sainte-Berthe, à la Conception, le 17 septembre 1877, dans le service de M. le Dr Seux fils, et est placée au n° 17 ; se plaint de maux d'estomac et a en effet un peu d'embarras gastrique ; réglée depuis 15 ans, elle l'a toujours été normalement, nous dit-elle. Seulement le lendemain, nous trouvant en face d'une hémorrhagie importante, nous la pressons tellement qu'elle finit par avouer qu'elle n'est plus réglée depuis deux mois ; qu'il y a un mois environ, les mêmes phénomènes se sont produits, suivis seulement de quelques gouttes de sang qu'elle considéra comme ses règles, puis tout rentra dans l'ordre. Les seins sont augmentés de volume, l'aréole et le mamelon sont noirs ; au toucher, nous trouvons l'utérus volumineux, le col entr'ouvert et nous pouvons percevoir les contractions utérines. (Glace et repos.) Dans la journée, une nouvelle hémorrhagie se déclare et nous découvrons dans les caillots une vésicule contenant l'embryon dont les formes commençaient à se dessiner ; le doute n'était plus permis. Le tamponnement arrêta définitivement l'écoulement sanguin.

Ces deux cas, observés superficiellement ne pouvaient-ils pas être considérés comme de simples menstrues, un peu plus abondantes qu'à l'ordinaire? Tous les jours n'est-on pas exposé à commettre de semblables erreurs? Aussi posons-nous comme règle générale pour un médecin de surveiller attentivement toute hémorrhagie utérine tant soit peu abondante et d'en rechercher la cause par tous les moyens en son pouvoir.

Que l'hémorrhagie provienne non de l'utérus mais d'un autre organe et les difficultés du diagnostic seront encore plus grandes. Comment reconnaître si cet écoulement est symptomatique? Comment reconnaître s'il est supplémentaire? Qu'on ne vienne pas nous dire qu'une hémorrhagie supplémentaire est plus régulièrement périodique. La menstruation déviée vers un organe autre que l'utérus, implique un trouble de l'organisme assez profond pour compromettre également la régularité de l'hémorrhagie. D'un autre côté, si l'on ne tient compte que des signes physiques fournis par l'organe atteint, les signes stéthoscopiques pour le poumon, par exemple, on est souvent induit en erreur.

Soyez en présence d'une personne atteinte d'hémoptysie avec suppression des règles et présentant tous les indices d'une bonne santé. Vous l'auscultez, sans doute? Vous rencontrerez très souvent les signes physiques ordinaires d'un ramollissement des sommets et vous prendrez forcément pour un symptôme de tuberculose ce qui n'est qu'une hémorrhagie supplémentaire, pour le moment bien entendu et abstraction faite du pronostic souvent grave à en déduire; votre diagnostic ne sera vrai que plus tard.

Trousseau (1), dans un excellent article, parlant des dif-

(1) Trousseau. Clinique de l'Hôtel-Dieu, t. I, p. 703.

ficultés et des moyens que l'on a pour établir l'étiologie d'une hémorrhagie bronchique ou pulmonaire, dit à propos de la première : « Les signes stéthoscopiques, à l'aide desquels on pourrait la reconnaître font souvent défaut. L'auscultation, pratiquée avec le plus grand soin chez un sujet qui aura pendant longtemps craché du sang ne donnera que quelques râles muqueux ; dans d'autres cas on entendra des râles sous-crépitants ou crépitants humides qu'on pourrait attribuer à la présence du sang dans les bronches, mais qui, se retrouvant également dans le premier et le deuxième degré de la tuberculisation, alors qu'il n'y a pas eu d'hémoptysie, n'auront pas une valeur suffisante. » Ne nous contentons donc pas des résultats que peut donner l'auscultation au moment de l'hémorrhagie ; auscultons encore, soit avant, soit après, pour être bien sûrs que les signes stéthoscopiques que nous avons perçus sont constants, leur persistance seule pouvant indiquer réellement une dégénérescence tuberculeuse ; consultons également et surtout la menstruation ; voyons si elle est régulière et sinon comment et pourquoi elle ne l'est pas. Voici deux observations que nous avons pu recueillir dans le courant de notre internat et qui montrent bien que l'étiologie de certaines hémoptysies peut être souvent méconnue.

Obs. XIII. — Le 22 octobre 1877 entre à la salle Sainte-Berthe, service de M. le Dr Seux fils, la nommée Marguerite Pieto, âgée de 31 ans, pour un embarras gastrique traité et guéri en huit jours.

Cette personne, couchée au n° 9, n'a pas eu d'autres maladies ; elle présente pourtant un teint pâle et tous les attributs du tempérament lymphatique ; nous l'auscultons attentivement et plusieurs fois et nous ne trouvons rien ni au poumon ni au cœur. Marguerite Pieto avait toujours été bien réglée, et dernièrement le 3 octobre, quand le 1er novembre survint une légère hémoptysie, un peu plus abondante le soir. Nous trouvons à l'auscultation des signes de congestion accompagnés de quelques gros râles muqueux, limités surtout à un sommet, et simulant le gargouillement à tel point qu'à la contre-visite le chef interne, que nous priâmes d'examiner attentivement la malade, se basant tant sur les phénomènes pulmonaires actuels que sur l'état général, diagnostiqua un ramollissement au début. Nous fûmes plus prudents et résolûmes d'attendre avant d'établir notre diagnostic ; nous savions en effet que la poitrine était saine quelques jours auparavant et nous pensâmes que cette hémorrhagie, survenant au moment du flux cataménial, pouvait bien n'être que supplémentaire ; qu'en tout cas, il était préférable d'attendre que la période menstruelle fut terminée pour mieux asseoir le diagnostic. Bien nous en prit : l'hémoptysie persista sans grande abondance pendant trois jours ; les signes pulmonaires se maintinrent et disparurent avec elle et le 6 novembre on ne percevait plus le moindre râle dans la poitrine ; la percussion comme l'auscultation dénotaient des poumons sains. La malade sortit le 15 novembre avec la recommandation expresse de prendre quelques capsules d'Apiol au moment de ses affaires et de consulter un médecin dès que ces dernières subiraient le moindre retard. Nous eûmes depuis l'occasion d'apprendre que le 30 novembre les règles étaient arrivées normales, escortées seulement d'une légère congestion pulmonaire qui se dissipa rapidement ; nous fîmes dès lors nos réserves pour l'avenir qui nous donna malheureusement raison, comme nous le verrons plus tard.

Obs. XIV. — Piegdet Catherine, âgée de 23 ans, entre le 21 novembre 1877 dans la salle Sainte-Magdeleine pour une ulcération du col ; elle a toutes les apparences d'une bonne santé et un état général satisfaisant. Le 24 décembre elle a eu ses règles et d'une manière normale ; le 25 janvier 1878 elle accuse des douleurs dans le bas-ventre, surtout du côté gauche où existe un empâtement marqué ; nous croyons avoir affaire à une ovarite ou à un phlegmon du ligament large au début : Repos et cataplasmes. Le 28 ces phénomènes graves se dissipent sans que l'hémorrhagie menstruelle survienne, mais alors se déclare une hémoptysie. A l'auscultation nous trouvons l'expiration prolongée, des signes de congestion, des râles humides nombreux aux deux sommets avec retentissement de la voix ; la malade accuse en même temps des douleurs entre les épaules. Qui n'aurait pas diagnostiqué une tuberculose ? Plusieurs fois déjà, au moment de pareilles hémoptysies, la malade était entrée dans différents services ; toujours on l'avait traitée pour ce genre de maladie. Nous ne portons pas de diagnostic. M. Marcorelles, chef du service, ordonne le repos absolu et des bouillons froids. Au bout de huit jours l'hémoptysie cesse et avec elle les phénomènes pulmonaires.

Le 1er mars très légère hémoptysie avec congestion pulmonaire, le tout bientôt dissipé par l'arrivée du flux menstruel qui dura jusqu'au 9 ; la poitrine resta pourtant légèrement congestionnée jusqu'à cette époque.

L'Apiol fut ordonné pour le mois suivant où les règles furent normales du 12 au 16 avril. Nous avions donc encore affaire ici à une hémorrhagie supplémentaire, légère par elle même, grave par la cause probable qui l'amenait dans ces parages, par la maladie qu'elle pouvait y développer. Le hasard nous a de nouveau permis de voir confirmer ces tristes précisions.

Brierre de Boismont(1) a publié deux cas à peu près semblables ; c'étaient deux jeunes femmes qui avaient des déviations du côté du poumon avec amaigrissement, râles humides etc. On crut à la tuberculose ; les règles revinrent normales et la santé les suivit ; malheureusement les détails manquent. Quoi qu'il en soit, un enseignement clinique important ressort de ces observations (comme nous en tirerons plus tard une déduction pronostique), à savoir que, quand on est en face d'une hémoptysie chez une femme, hémoptysie s'accompagnant d'amaigrissement, de suffocation, de congestion pulmonaire, de râles humides, etc., il faut toujours avoir soin de prendre tous les renseignements nécessaires concernant la menstruation et ne pas se hâter de diagnostiquer la tuberculose, quitte ensuite à la re-

(1) Brierre de Boismont. Loc. cit.

douter pour plus tard et à la retarder alors, autant que fair
se peut, par les moyens que nous indiquerons.

Quand on a affaire à une gastrorrhagie avec hématémèse
et melæna, il n'est également pas facile de savoir si l'hémorrhagie est supplémentaire ou dépend d'une affection de
l'estomac ; voici un cas où elle était l'une et l'autre, comme
une hémoptysie peut être l'une et l'autre au début de la
tuberculose.

Obs. XV. — Une jeune fille de 15 ans, entre à l'Hôtel-Dieu au
mois de septembre 1878 et prend place au n° 2 de la salle Sainte-
Elisabeth ; survenues à 14 ans, les menstrues furent normales pendant 6 mois, puis se supprimèrent ; elle commença alors à vomir
des matières mêlées de sang et du sang pur et entra à l'hôpital.
Nous la trouvons amaigrie, vomissant toujours de temps en temps
et se plaignant d'une douleur fixe au creux épigastrique ; nous
avions sans nul doute affaire à un ulcère de l'estomac quoique à
cet âge cette affection soit rare ; la jeune fille était scrofuleuse ;
elle eut sur une partie du corps une éruptiou de scrofulides et M.
le professeur Fabre pensa que l'ulcère stomacal avait la même origine ; nous constatâmes en outre que les vomissements de sang
avaient une recrudescence périodique correspondant justement au
moment des règles ; nous avions donc affaire à un ulcère de l'estomac donnant lieu lui-même à une hématémèse supplémentaire,
les règles étaient encore une fois déviées vers l'organe malade. Le
traitement : chloral, bismuth, lait, en amenant la guérison, confirma la première partie de ce diagnostic et le retour des règles,
après la disparition de l'hémorrhagie stomacale, la seconde partie.

Bernutz cite une observation semblable recueillie dans
son service : Une cuisinière de 34 ans entre à la Charité,
salle St-Joseph, n° 13. Cette personne a pendant 5 mois de
suite des hématémèses supplémentaires ; l'alcoolisme do-
minant certainement la scène, on prescrivit du vin, des toniques ; les règles en revenant firent disparaître l'hémor-

rhagie ; on avait cru d'abord à un ulcère de l'estomac avant de penser à la gastrite alcoolique (1).

Si la personne est plus âgée ; que l'hémorrhagie déviée ait affaibli la malade ; qu'elle ait en même temps occasionné des troubles gastriques qui amènent fatalement, à la longue, un dépérissement marqué et un teint cachectique prononcé, il ne sera pas toujours facile de distinguer si l'hémorrhagie est supplémentaire ou symptomatique d'un cancer de l'estomac, surtout si ce cancer ne siège pas à un endroit accessible au toucher et ne peut par conséquent pas donner la sensation de tumeur à la main qui explore la région. Le mouvement périodique de ces hémorrhagies, s'il existait, pourrait, il est vrai, faire penser à une déviation menstruelle ; le facies, de son côté, peut aussi mettre sur la voie, quoiqu'un œil très exercé ne distingue pas toujours un teint cachectique simple d'un teint cancéreux. Si importante que soit cette question, elle a été pourtant négligée par quelques auteurs ; Lorey (2) l'a soulevée dernièrement et traitée de main de maître ; nous renvoyons donc à ce travail.

Une des premières considérations qu'il faut toujours avoir présente à l'esprit, considération essentielle surtout au point de vue thérapeutique, car elle pourra, et d'emblée, indiquer un excellent moyen de traitement, c'est la concomitance d'une hémorrhagie, voire même d'une maladie quelconque avec la suppression des menstrues ; en face d'une hémorrhagie, de toute maladie, étudions toujours la menstruation, surveillons l'utérus, n'oublions jamais le rôle

(1) Bernutz. Gaz. méd., 6 juillet 1878.
(2) Lorey, Op. cit,

influent que cet organe joue dans presque toute la vie pathologique de la femme.

Nous ne parlerons pas des cas où la menstruation, pour
s'établir chez la jeune fille, occasionne quelquefois des
troubles généraux en apparence graves. Trousseau (1) cite
une jeune personne ayant tous les symptômes d'une do-
thiénentérie au début et qui ne fut en somme atteinte que
de fièvre ménorrhagique.

Nous nous résumons en insistant surtout sur la grande
utilité qu'il y a à reconnaître quand une hémorrhagie est
simplement supplémentaire autant pour ne pas s'alarmer
trop tôt que pour trouver le moyen de s'alarmer le plus
tard possible en instituant un traitement convenable.

PRONOSTIC.

Une hémorrhagie supplémentaire nous inquiète en effet
toujours ; ce n'est pas, tant s'en faut, nous l'avouons, l'avis
unanime des auteurs qui se sont occupés de la question, et
de Rayssac résume très bien l'opinion générale quand il
dit : « Un caractère commun à toutes ces hémorrhagies
ainsi qu'aux divers flux qui peuvent se produire et les
remplacer, c'est la plupart du temps d'être inoffensives(2). »
Il cite à l'appui de son dire plusieurs observations où la
santé s'est maintenue intacte après la disparition d'une hémorrhagie supplémentaire se faisant par le poumon et
Lorey (3), par l'estomac ; le Dr Hubard vient d'en ajouter
un exemple (4). Qu'à cela ne tienne, nous avons nous

(1) Trousseau. Op. cit,, t. III, p. 636.
(2) De Rayssac, op. cit.
(3) Lorey. Op. cit.
(4) Hubard. Moniteur de la polyclinique, 17 novembre 1878.

même cité des observations où l'on aurait pu craindre la
tuberculose et où pourtant il n'y avait absolument rien
pour le moment. Mais que l'on suive les malades; un an,
deux ans, cinq ans après, la maladie survient irrévocable-
ment pour ouvrir les yeux aux plus incrédules et montrer
combien négligent est celui qui non seulement s'endort sur
les deux oreilles en face d'une hémorrhagie supplémentaire
se faisant par un organe important tel que le poumon, mais
qui en déduit encore un pronostic favorable. Malheureusement les malades dont on prend les observations à ce sujet appartiennent surtout à l'hôpital et en sortent dès
qu'elles se sentent guéries; il est donc rare de les revoir,
plus difficile de les suivre. Un autre moyen d'investigation
nous reste, il est vrai. Pourquoi, quand on a affaire à une
affection du poumon ou de l'estomac par exemple, ne pas
s'adresser aux antécédents, ne pas demander aux malades
s'il n'y a pas eu de déviations menstruelles du côté de ces
organes avant qu'ils fussent définitivement atteints ?
Mais combien de personnes, fréquentant l'hôpital, sont
assez intelligentes pour tout bien comprendre et expliquer
et ont assez de sincérité et de franchise pour tout bien dire ?
Pour notre compte nous nous sommes souvent livré à ce
genre de recherches et en avons retiré certains fruits ; mais
combien de renseignements favorables à l'idée que nous
poursuivons ont été rejetés parce qu'ils paraissaient en-
tachés d'incertitude et privés de la clarté nécessaire pour
être pleinement admis ? Au milieu de cet amas d'observations, nous avons fait un choix; nous n'avons pris que ce
qui était absolument sûr, c'est-à-dire livré par des personnes
intelligentes et appuyé de bonnes raisons.

Ce qui nous a toujours étonné c'est que les auteurs
n'aient pas insisté davantage sur une pareille question,

entraînant avec elle une déduction pronostique si grave.
Fonssagrives (1) dit très bien pourtant : « Le flux menstruel
ne peut se supprimer chez la femme sans apporter un trouble profond dans sa santé et lui créer pour sa poitrine, si
elle est entâchée à un degré quelconque d'hérédité tuberculeuse, des imminences morbides redoutables.» Et au premier volume (2) : « La congestion pulmonaire est pour les
poumons suspects ou menacés un ennemi qui veille toujours et dont il faut incessamment surveiller les agres-
sions. » Raciborski est du même avis : « Tous les jours,
dit-il, on voit la suppression brusque de l'évacuation
menstruelle occasionner des congestions dans les différents
organes et en particulier dans le poumon. Or, nous ne
voyons pas pourquoi des congestions de ce genre ne pour-
raient pas quelquefois faire éclater la phthisie tuberculeuse chez des femmes prédisposées (3). » Enfin Trousseau (4), en parlant des hémoptysies supplémentaires,
s'exprime ainsi : « Bien que ces hémorrhagies bronchiques
n'aient pas la gravité qu'on serait tenté de leur supposer ;
bien qu'elles puissent se reproduire par intervalles plus ou
moins réguliers, même pendant plusieurs années sans
amener de dangers, il ne faut point oublier cependant,
qu'en se répétant souvent, elles appellent vers les organes
respiratoires un mouvement fluxionnaire qui peut déter-
miner l'évolution d'une phlegmasie plus ou moins dange-
reuse et provoquer des manifestations diathésiques qui
sans l'influence de cette cause occasionnelle, ne se seraient

<hr>

(1) Fonssagrives. Thérapeutique appliquée, 1878, t. II, p. 311.
(2) Fonssagrives. Loc. cit., p. 279.
(3) Raciborski. Loc. cit.
(4) Trousseau. Loc. cit., t. I, p. 697.

peut-être pas produites. » Et plus loin (1), il avoue que, chez les femmes affectées de tubercules des poumons, ces productions hétéromorphes jouent le rôle de l'épine de Van Helmont et peuvent occasionner l'appel fluxionnaire dont l'hémorrhagie bronchique est la conséquence. C'est parfaitement exact, mais ce n'est pas suffisant ; du moment que des tubercules existent manifestement, il n'y a pas grand'peine à les diagnostiquer et pas grand mérite à proclamer qu'ils occasionnent des poussées périodiques ; mais là où la difficulté est grande et la déduction clinique importante, c'est quand la lésion n'existe pas encore et qu'on la redoute pour bientôt. Pour ce qui est du poumon, en effet, ne voyonsnous pas tous les jours une congestion simple précéder longtemps à l'avance l'existence des granulations et des tubercules ? Il n'entre point dans nos vues de plaider la cause ni de la phthisie ab hæmoptoë, ni de la préexistence des granulations. Il nous suffit de constater et de dire qu'un poumon prédisposé peut être l'objet de congestions multiples sans qu'un signe physique quelconque vienne nous y démontrer l'existence d'un produit morbide. Ne rencontrons-nous pas constamment des personnes qui ont des hémoptysies à une certaine époque, hémoptysies se renouvelant de temps en temps et ne révélant une lésion tuberculeuse que cinq et dix ans plus tard? Quel triste réveil pour la famille qui comptait sur la bénignité de ces hémorrhagies, pour le médecin qui l'avait toujours proclamée ! Jaccoud cite un cas que nous publions et qui lui a appris ce qu'il fallait penser de l'innocuité absolue qui est généralement attribuée à l'hémoptysie supplémentaire.

(1) Trousseau. Loc. cit., p. 698.

Obs. XVI. (1). — Chez une jeune fille de 22 ans, dont la menstruation avait toujours été difficile, mais régulière, les règles se suppriment sans autre cause appréciable qu'une forte émotion morale. A l'époque suivante, la suppression persiste ; le mois d'après il n'y a pas non plus d'hémorrhagie utérine, mais il survient une hémoptysie qui dure deux jours et demi à trois jours. Cette personne n'avait jamais eu de crachement de sang, et bien qu'elle fût de constitution débile, elle n'avait pas souffert de la poitrine ; du reste il était facile de constater l'intégrité parfaite des poumons, une fois l'hémoptysie terminée.

Les choses vont ainsi pendant sept mois, l'hémorrhagie bronchique remplaçant avec précision l'écoulement menstruel et la santé restant parfaite dans l'intervalle, à l'exception d'une fatigue qui allait croissant de mois en mois, bien que la quantité de sang perdue chaque fois par les bronches fût loin d'égaler celle que soustrait une menstruation normale. Mais il convient de noter qu chaque hémorrhagie était précédée pendant un jour ou deux des symptômes caractéristiques de la fluxion. Au huitième mois, l'hémoptysie, sans être bien abondante, ne s'arrête pas aussi franchement que les autres, et quelques jours plus tard, il faut bien reconnaître qu'elle a laissé à sa suite un catarrhe des sommets. Il n'y eut plus d'autre hémorrhagie ni par l'utérus, ni par les bronches.

En quelques mois, la broncho-pneumonie a creusé les deux poumons de cavernes et a tué cette malheureuse fille.

Le Dr Victor Revillout, dans la Gazette des hôpitaux, cite un fait à peu près identique.

Obs. XVII (2). Une jeune fille qui paraissait jouir d'une très bonne santé, bien qu'ayant la poitrine un peu étroite, s'était une première fois, vers la fin de l'année 1875, mouillé les pieds dans de l'eau très froide au moment où elle avait ses règles ; l'écoulement menstruel s'était suspendu ; elle avait craché d'abord un peu de sang pur, puis une quantité assez notable d'un liquide très albumi-

(1) Jaccoud. Cliniq. de l'hôp. Lariboisière, p. 330.
(2) Gazette des hôpitaux, 6 juillet 1878.

neux, semblable à celui que fournit l'expectoration albumineuse de certains pleurétiques, mais teinté de rose. Du reste pas la moindre fièvre, fort peu de toux, tout juste ce qui était nécessaire pour expectorer ce liquide, aucune douleur sur aucun point de la poitrine. Les règles avaient reparu au bout de quelques mois, mais moins abondantes que d'habitude ; quand elles cessèrent la toux et l'expectoration cessèrent également.

Pendant tout le reste de l'hiver, presque à chaque époque menstruelle, il y avait aussi quelques crachats sanguins ou pour le moins quelques crachats albumineux teintés de rose. Dans l'intervalle, jamais aucune expectoration d'aucun genre, rarement un peu de toux ; il n'y avait pas même vers les sommets le moindre prolongement du bruit expiratoire, la plus petite exagération dans la résonnance de la voix. La santé générale restait parfaite. Pendant les grandes chaleurs de l'été, la menstruation parut se faire plus régulièrement ; plus de toux, plus d'expectoration sanglante ni albumineuse.

Avec les froids, les mêmes troubles reparurent ; malgré l'arsenic, malgré l'application de petits vésicatoires sous les clavicules, etc., on vit revenir, à chaque époque menstruelle, cette expectoration toute particulière. L'état général restait bon. Pendant l'été tout revint encore cette fois à l'état normal. Le nervosisme de la malade pouvait faire supposer qu'il ne s'agissait que d'une perversion fonctionnelle, sans aucune atteinte sérieuse du côté des poumons. La percussion, l'auscultation pratiquées à plusieurs reprises, avec le plus grand soin, ne donnaient toujours que des résultats complètement négatifs en dehors des crises.

Cependant le renouvellement de ces crises deux hivers de suite et la présence de ces crachats albumineux qui décèlent toujours une congestion aiguë m'inquiétaient vivement. J'insistai beaucoup pour qu'on ne risquât pas un troisième hiver dans un climat aussi froid que le nôtre. Il fut résolu en principe que cette jeune malade, originaire d'un pays intertropical, repartirait pour ce pays avec son père.

Malheureusement le père fut retenu à Paris par diverses affaires ; l'hiver vint et ils étaient toujours ici. La malade se remit à tousser, cette fois d'une manière continue ; on ne s'en inquiéta pas d'abord, croyant que c'était un simple rhume, d'autant plus

que, comme d'habitude, elle ne crachait du sang qu'au moment de
ses règles ; je restai ainsi sans la voir durant plusieurs semaines.
Cependant elle avait de la fièvre, perdait l'appétit, s'affaiblissait.
On me fit appeler enfin et je fus effrayé de voir le progrès que la
maladie avait fait en si peu de temps. Une caverne énorme existait, en arrière, dans le sommet du poumon gauche ; on entendait
des craquements tout autour ; la fièvre était vive, incessante. Les
parents effrayés d'apprendre combien la situation était devenue
grave, se hâtèrent, trop tard, de la faire partir pour un climat
chaud. C'est à peine si la marche de cette maladie si rapide en fut
retardée : trois mois après cette malade était morte.

On a pu lire, à l'article Diagnostic, les observations de
deux femmes sujettes à des hémorrhagies supplémentaires
par le poumon. Nous avions fait nos réserves pour l'avenir de ces deux personnes ; le hasard nous a permis de
constater que ces réserves n'étaient malheureusement que
trop fondées.

Obs. XVIII. — Marguerite Pielo entre à l'hôpital de la Conception, salle Sainte-Clotilde, le 17 avril 1879, 16 mois après sa sortie
de la salle Sainte-Berthe. La guérison n'avait été que provisoire ;
la malade s'était bientôt mise à tousser et à cracher ; elle avait
maigri de jour en jour ; nous la trouvons en effet décolorée, d'une
faiblesse extrême ; l'appétit est nul ; une diarrhée continuelle, des
sueurs nocturnes contribuent à l'affaiblir encore ; les règles, après
quelques déviations du côté du poumon, ont complètement disparu.
Ces signes rationnels sont contrôlés par l'auscultation qui nous
donne des preuves manifestes de ramollissement avancé des deux
sommets, du gargouillement et du souffle tubaire. La mort arriva
le 27 juillet.

Obs. XIX. — En prenant, comme interne, le Ier service de clinique médicale, le 1er juillet 1879, nous trouvons au n° 34, salle
Sainte-Elisabeth, la nommée Piegdet Catherine, entrée pour une
albuminerie de nature probablement syphilitique, traitée et guérie
par un traitement approprié.

L'examen de cette femme confirma les idées pronostiques que nous avions émises antérieurement ; dans les quinze mois qui avaient suivi la sortie de la malade de l'hôpital de la Couception, la tuberculose s'était manifestement déclarée ; à droite, en haut nous trouvons des craquements humides et un peu de souffle ; pendant deux mois nous percevons les mêmes signes qui ne peuvent alors être que réels ; en bas et du même côté nous trouvons le 2 août un épanchement assez considérable ; la nature de cette pleurésie n'est pas pour nous douteuse ; survenue après la guérison absolue de l'albuminurie, cette dernière ne peut en rien être invoquée pour donner une autre explication étiologique. Malgré un traitement rationnel et énergique, cette pleurésie ne disparaît pas ; la menstruation est en général normale, remplacée parfois par une légère hémoptysie ou une poussée pleurétique. Nous faisons tous nos efforts pour retenir la malade qui sort quand même le 1er septembre emportant avec elle un germe de mort certaine.

Dernièrement encore il nous a été donné de constater combien grand est le danger de certaines déviations menstruelles.

OBS. XX. — Le 1er septembre 1877 entrait dans la salle Sainte-Berthe, n° 11, service de M. le Dr Seux fils, la nommée Augier Joséphine, pour une hémorrhagie utérine après accouchement ; un embarras gastrique survint très léger ; au moment où la guérison approchait, la menstruation se manifesta sous forme d'hémoptysies supplémentaires pendant deux mois consécutifs ; dans l'intervalle rien absolument qui put indiquer ou faire craindre la tuberculose ; exeat le 25 novembre.

Nous avons revu cette malade, le 19 juin 1879, entrée à l'hôpital pour une pneumonie qui, survenue au moment de l'écoulement menstruel l'avait supprimé ; cet écoulement aurait été régulier depuis la sortie de la salle Sainte-Berthe.

Une dernière fois, le 15 septembre 1880, à l'Hôtel-Dieu, salle Sainte-Catherine, il nous a été permis d'interroger et d'examiner cette malade que le genre d'affection dont elle était atteinte nous

força à envoyer à la Conception le lendemain. Les déviations s'é-
taient renouvelées du côté de la poitrine et l'auscultation nous fit
constater des signes non douteux de tuberculose au troisième
degré.

Enfin en interrogeant certaines phymiques, parmi celles
qui paraissent intelligentes, dans le sens des phénomènes
antérieurs qu'elles ont présentés, il n'est pas difficile d'obtenir des renseignements précis, venant corroborer absolument nos idées ; voici deux observations de ce genre que
nous avons recueillies avec tout le soin désirable.

Obs. XXI. — Moitte Erma, âgée de 27 ans, domestique, née à
Bordeaux, entre le 15 septembre 1879, salle Sainte-Elisabeth, n° 11,
service de M. le Dr Fabre. Quelques jours après son entrée, au moment du flux cataménial, elle a une hémoptysie en même temps que
l'hémorrhagie menstruelle ; cette période écoulée, nous examinons
la malade ; pas de doute, elle est tuberculeuse. Les symptômes généraux : amaigrissement, dyspepsie, sueurs nocturnes, diarrhée,
font supposer ce diagnostic que confirment les signes locaux : gargouillement, souffle au sommet gauche, etc.

Ce n'est pas la première fois que la malade a de pareilles hémorrhagies supplémentaires ; elle raconte en effet qu'il y a 18 mois, à
deux reprises différentes, elle a craché du sang au moment de ses
affaires qui alors furent moins abondantes. Après cette crise, la
toux disparut et la santé se maintint excellente jusqu'à ces derniers
temps. La dernière hémoptysie s'était produite dans un poumon
malade sans aucun doute ; quant aux premières elles avaient eu lieu
dans un organe sain, mais prédisposé à la tuberculose.

Obs. XXII. — Le 10 avril 1879, se présente à l'hôpital d la Conception, la nommée Henriette S... âgée de 30 ans, avec le certificat
de bronchite chronique. Nous trouvant de garde ce jour là nous in-
terrogeons et examinons attentivement cette malade pour savoir
s'il y avait lieu de l'admettre. Elle nous dit qu'elle n'est plus réglée
depuis 3 mois ; qu'auparavant ses règles ne coulaient presque pas,
mais qu'en même temps elle avait des accès de suffocation et des

crachements de sang pendant deux ou trois jours, et cela tous les mois pendant un an ; dans l'intervalle elle se portait bien et pouvait supporter sans fatigue le travail pénible dont elle était chargée ; depuis trois mois seulement elle maigrit sensiblement, crache et tousse. A l'auscultation nous trouvons le sommet droit tout à fait ramolli ; nous percevons du gargouillement et du souffle de ce côté et quelques craquements au sommet gauche. La malade mourut au mois de septembre.

Si le danger des hémorrhagies supplémentaires se faisant par le poumon n'a que très peu éveillé l'attention des auteurs, celui non moins grave que doivent souvent faire redouter les déviations menstruelles vers l'estomac ne l'a pas éveillée davantage. On a, trop souvent à notre avis, oublié de craindre et de surveiller ces déviations.

Ce danger pourtant peut être grand et prochain. Pas plus en effet que le poumon, l'estomac ne peut être le siège d'une hémorrhagie supplémentaire, en dehors d'une cause pathologique ; une déviation de ce côté implique, dans la majorité des cas, une lésion de cet organe, présente ou future. Et cependant qu'arrive-t-il ordinairement quand on se trouve en présence d'une personne atteinte d'hématémèse supplémentaire? Ce n'est pas grave, dit-on ; on ne fait donc rien, on ne craint rien ! La personne guérit momentanément ; on la perd de vue et on ne la croit plus malade. Erreur ! Le présent ne peut jamais, et surtout ici, repondre de l'avenir. Que l'on suive si on le peut, cette même personne ; que l'on ait une occasion de la revoir : on s'apercevra un jour que cet estomac, que l'on disait sain, a subi une localisation diathésique devant modifier, je crois, le pronostic. Voici d'ailleurs deux observations qui confirment pleinement cette manière de voir.

Obs. XXIII. — Le 10 avril 1878, se présentait à nous, interne de garde à la Conception, la nommée Sophie B... âgée de 46 ans, atteinte de dégénérescence carcinomateuse de l'estomac. Ce diagnostic est basé sur des signes tels qu'ils ne laissent aucun doute : cachexie, vomissements caractéristiques, sensation de tumeur profonde à hauteur de là région, etc. Pour ce qui concerne notre sujet, la malade raconte qu'il y a deux ans les règles ont disparu pendant six mois, remplacées par des vomissements sanguins périodiques ; elles sont ensuite revenues deux ou trois fois pour disparaître bientôt sans être cette fois là régulièrement remplacées. Ces assertions sont corroborées par le témoignage du confrère qui a donné des soins à la malade.

Obs. XXIV. — Au 1er juillet 1879, quand nous avons pris le service de clinique médicale sous la direction de M. le Dr Laget, nous avons trouvé au no 1, salle Sainte-Catherine, une femme dont le teint cachectique nous a surtout frappé. Cette personne, nommée Julie B..., jeune encore, puisqu'elle n'a que 33 ans, présente tous les symptômes du cancer de l'estomac et le diagnostic ne peut un instant être mis en doute.

Interrogée avec soin sur ses antécédents, la malade, au milieu de détails futiles, nous en donne *un* qui a réellement une grande importance et qui nous intéresse au plus haut point. Elle nous dit qu'il y a quatre et deux ans, et cela plusieurs fois de suite, elle a été prise de vomissements de sang au moment et à la place du flux menstruel ; ces hématémèses ne la fatiguaient nullement et ce n'est en somme que depuis huit mois qu'elle a maigri et qu'elle souffre.

Voilà donc deux observations où les déviations du côté de l'estomac ont précédé et auraient dû faire craindre un cancer de cet organe. Le Dr Rouvier cite un cas à peu près analogue qu'il a observé en 1876 à l'hôpital de la Conception et que voici :

Obs. XXV (1). A notre entrée en service, à l'époque du changement trimestriel, nous trouvâmes salle Sainte-Berthe, lit no 12, une

(1) Rouvier. Op. cit., p. 21.

femme de 45 ans atteinte de pleurésie du côté gauche, en voie de guérison. L'état général était bon ; mais la menstruation avait cessé sans cause connue. Puis apparurent des déviations menstruelles sous forme d'hématémèses, qui se suspendirent à plusieurs reprises, pour reparaître plus tard et enfin se suspendre définitivement. Ces hématémèses avaient lieu environ tous les 25 jours. Soupçonnant, si nos idées étaient fondées, l'existence d'un cancer de l'estomac, nous portâmes surtout notre attention de ce côté. Nous ne pûmes découvrir aucun symptôme particulier, aucune autre altération qu'un peu de dyspepsie. Les symptômes propres au cancer ne se manifestèrent que plusieurs mois après ; ils devinrent alors évidents. Nous pûmes, pour ainsi dire, suivre pas à pas les progrès de l'affection jusqu'au dernier moment. L'autopsie confirma notre diagnostic. Il y avait une tumeur encéphaloïde dans la grande courbure de l'estomac. Nous avions pu observer cette femme huit mois ; et elle ne nous avait présenté que cinq mois environ les symptômes du cancer stomacal.

Voilà pour l'estomac. Pour le sein, c'est absolument identique, et nous avons parlé, en faisant la physiologie pathologique de la question, des auteurs qui avaient su attribuer certains cancers du sein à de nombreuses déviations du côté de cet organe. Tantôt l'affection organique a ouvert la scène et, à mesure qu'elle s'est développée, a appelé vers l'organe malade le sang menstruel ; d'autres fois, la déviation a précédé l'existence de la tumeur et s'est maintenue pendant tout le cours de son développement, de telle sorte que le cancer, qui était d'abord l'effet de l'hémorrhagie supplémentaire, en est ensuite devenu la cause.

MM. Muynck et Kluyskens (1) ont publié sur ce sujet une observation très intéressante et que nous reproduisons.

(1) Gazette médicale, 1844, p. 596.

Obs. XXVI. — Mme X..., mère d'un confrère, douée d'une constitution sanguine, a eu trois enfants et a joui pendant 40 ans d'une excellente santé. A cet âge la menstruation devenait moins abondante. Mme. X... commence à ressentir des douleurs vagues dans les extrémités avec sentiment de fatigue et d'oppression. Cet état dura pendant deux ans sans frapper l'attention. Alors ces symptômes augmentèrent, et elle fut prise de temps à autre d'accès d'asthme, qui avaient surtout lieu à l'approche de ses règles, qui étaient chaque fois accompagnées d'un gonflement du sein gauche, avec prurit insupportable autour du mamelon, sans que l'autre sein éprouvât rien de semblable. Cependant le gonflement augmenta sensiblement et bientôt le sein présenta des veines très saillantes et le mamelon dans un état d'éréthisme, entouré d'une auréole d'un rouge violet.

Les règles devinrent de plus en plus rares et les accès d'asthme plus fréquents et plus intenses, résistaient à tous les moyens employés. Un jour il s'écoule de son sein gonflé une certaine quantité de sang rouge pâle, goutte à goutte, représentant de 90 à 120 grammes. Elle avait alors 52 ans ; les règles avaient entièrement cessé.

Cette hémorrhagie lui procura un soulagement marqué sous le point de vue des accidents de l'asthme et du sein qui, après cette évacuation, revint à son volume et à son teint naturel.

Depuis cette époque, un état d'orgasme se manifestait à peu près périodiquement dans ce sein, comme on l'observe dans la matrice à la veille de l'apparition des règles. L'écoulement sanguin suivait, et lorsqu'il n'était pas assez abondant, les accès d'asthme reprenaient avec intensité.

Elle vécut ainsi, avec ce flux menstruel singulier, pendant cinq ans et demi, époque à laquelle se déclara dans le sein une tumeur squirrheuse et elle succomba à l'âge de 58 ans.

Ainsi donc que la déviation ait lieu vers le poumon, nous craindrons la tuberculose ; du côté de l'estomac et du sein, au contraire, le cancer sera surtout l'objet de nos craintes. Notre ami, le Dr Rouvier, à l'appui de cette opinion, a publié une statistique qui démontre que les déviations ont

lieu, en général, vers le poumon, à 27 ans, âge de la tuberculose, vers le sein, à 34 ans, et, vers l'estomac, à 38,
c'est à-dire à l'époque respective où le cancer envahit chacun de ces organes : c'est là, sans doute, une bonne raison
dont il ne faudrait pas arguer pourtant qu'une déviation
menstruelle ne se fait vers un organe que tout autant que
cet organe est déjà atteint ; bonne raison, quand même, en
faveur de ce que l'on appellera peut-être, aujourd'hui,
notre pessimisme, pour le proclamer, plus tard, une logique et prudente méfiance.

Ajoutons pourtant, pour rendre ce tableau moins som-
bre, qu'il ne résulte pas toujours d'une déviation répétée
vers un organe, un effet diathésique pareil à ceux que nous
venons de citer, que le pronostic peut et doit quelquefois
perdre de sa gravité, surtout si l'organe, siège de la déviation, est autre que le poumon et l'estomac. On n'aura, le
plus souvent affaire qu'à une congestion simple, devant
disparaître bientôt, si l'on sait établir un traitement approprié. Cette congestion, pourtant, si elle est hépatique,
peut occasionner, comme dans le cas cité par Castan (1), la
formation de calculs biliaires ; si elle a lieu vers la mamelle et qu'elle s'y répète, elle pourra, à la longue, produire
une hypertrophie généralisée de cet organe (2). Duplay
prétend que les congestions répétées du corps thyroïde
précèdent souvent et déterminent le développement du
goître, et que c'est de cette façon que les troubles menstruels se relient à la production d'une tuméfaction persis-
tante du corps thyroïde (3).

(1) Castan. Loc. cit.
(2) Duplay. Loc. cit., t. V, p. 620.
(3) Loc. cit., t. V, p. 193.

Du côté de l'œil, des lésions de toute espèce peuvent se rencontrer à la suite d'une perturbation menstruelle, depuis des orgeolets périodiques (1) jnsqu'à des irido-choroïdites (2) et des apoplexies de la macula (3).

Que cette congestion supplémentaire atteigne le rein, il peut en résulter une albuminurie très grave ; tel est le cas présenté par une femme de 48 ans, entrée le 23 novembre 1867 dans le service de M. Guéneau de Mussy (4).

L'étiologie des kystes de l'ovaire est également basée en grande partie sur les troubles de la menstruation. Jamain (5) dit qu'une suppression brusque des règles peut amener une tumeur de ce genre. C'est possible ; mais ce que l'on peut constater tous les jours, ce sont les liens qui lient l'existence d'un kyste aux irrégularités de la menstruation. Il n'est pas, en effet, difficile de penser et de comprendre qu'une congestion des organes génito-utérins, n'étant pas calmée, pour ainsi dire, par une hémorrhagie ordinaire et nécessaire, puisse et doive même forcément contribuer au développement d'une tumeur voisine en voie d'évolution, en lui imprimant des poussées successives.

Il n'y a pas jusqu'aux articulations qui ne payent leur tribut aux troubles menstruels, et tout le monde sait que ces derniers occupent une place dans l'étiologie de la coxalgie. Gibert (6), cité par Follin (7), dit que chez les jeu

(1) Galezowski. Maladies des yeux, p. 17.
(2)   Id.   Loc. cit., p. 749.
(3)   Id.   Traité iconographique, planche II.
(4) Gaz. des hôp., 1871.
(5) Jamain. Pathologie externe, t. II, p. 580.
(6) Etude clinique de la coxalgie observée chez les enfants. Thèse de Paris, 1859.
(7) Follin et Duplay. Loc. cit., t. III, p. 105.

Mistral.   4 nes filles sujettes à des épistaxis et dont la menstruation est difficile à s'établir, lorsqu'on voit ces épistaxis se supprimer subitement, sans que la menstruation vienne suppléer à cet écoulement sanguin habituel, il n'est pas rare d'observer une congestion active du côté des grandes articulations et spécialement du côté de la hanche, congestion qui peut devenir l'origine d'une tumeur blanche. La richesse vasculaire de l'articulation coxo-fémorale au moment du travail de nutrition des os, qui se fait à l'époque de la soudure des épiphyses, explique aisément cette congestion articulaire. Des ostéites épiphysaires sont alors amenées par la cause la plus légère et l'inflammation des éléments de la jointure devient l'origine d'une tumeur blanche.

Pour ce qui concerne le foie, notre ami regretté, le Dr Garcin, chef de clinique, résumant dans Marseille médical (1) un cours de M. le professeur Fabre sur l'influence de l'utérus sur les troubles hépatiques, disait : « Il est très probable qu'il s'agit ici de troubles du système nerveux par excitation utéro-ovarienne, excitation entretenue par le défaut d'hémorrhagie, la congestion ovarienne provoquant par action réflexe la congestion hépatique. Cette influence peut cependant aller plus loin. M. le professeur Fabre a vu se produire ainsi une véritable inflammation chronique du foie, une cirrhose probablement incomplète et limitée, avec ascite, dont on put après la ponction arrêter la reproduction. Il a vu cependant un autre cas de ce genre terminé par la mort. » La cirrhose peut donc provenir de congestions hépatiques répétées, résultant elles-

(1) Avril, 1879.

mêmes d'une menstruation vicieuse ; mais il faut pour cela
que ces congestions, vraies déviations menstruelles, aient
lieu fréquemment et toujours vers le même organe. Toute
hémorrhagie supplémentaire, toute déviation est, en effet,
d'autant plus grave qu'elle est plus constante et qu'elle se
fait entièrement par le même point. Le maintien de l'hémorrhagie normale, forcément diminuée, est donc un
symptôme toujours favorable (1) ; un autre, non moins favorable, nous est fourni par la migration de cette hémorrhagie supplémentaire : quand, par exemple, une hématémèse est remplacée par une hémoptysie, remplacée elle-
même à son tour par une hémorrhagie moins grave encore, se faisant par une plaie du bras ou du pouce, comme
Lorey (2) en cite un joli cas. Enfin la gravité d'une déviation menstruelle étant en raison directe de l'importance
de l'organe qu'elle atteint, cette gravité sera singulièrement
amoindrie quand la déviation aura lieu, comme le dit
Stoltz (3), en dehors d'un organe essentiel, vers la surface
du corps, par exemple, par un point insolite aux pertes
sanguines.

Mais, en revanche, pour que le coup soit quelquefois
mortel, il n'est pas nécessaire que la déviation se repro-
duise quand des régions telles que les centres nerveux en
sont le siège. Si l'on a pu observer, après la cessation brusque des règles, et pour cette cause, des congestions simples du cerveau, disparaissant bientôt sans laisser trace de
leur passage, si Jaccoud (4) nous cite des cas de ce genre,

(1) Trousseau. Loc. cit., t. III, p. 688.
(2) Lorey. Loc. cit.
(3) Dict. chir. et méd., 1876, t. XXII.
(4) Jaccoud. Loc. cit., t. I, p. 302.

tout à fait bénins, où la moelle avait subi la congestion
sanguine, il nous avoue pourtant que l'hématomyélie a été
quelquefois la triste conséquence de cette perturbation
menstruelle (1). De son côté Grisolle (2) nous apprend que
la suspension ou la suppression de l'hémorrhagie cataméniale a pu amener [une hémorrhagie cérébrale. Le
Dr Vétéhad (3) a pubié l'observation d'une jeune fille de
de 20 ans, morte de congestion cérébrale due à la
même cause; à l'autopsie on trouva les sinus de la
dure mère et les vaisseaux qui y aboutissent, gorgés
de sang. Heureusement ce sont là des faits extraordi-
naires et la plupart du temps, quand le flux menstruel est
supprimé soit par une cause externe telle que le froid, soit
par une émotion morale, la suppression n'est que momen-
tanée ou ne laisse à sa suite qu'un malaise passager, et
parfois rien.

Tous ces dangers, résultat de déviations menstruelles, ne
sont malheureusement pas les seuls auxquels puisse nous
exposer une menstruation anormale. N'avons-nous pas à
compter avec les accidents que peuvent amener l'imperforation et la contraction spasmodique du col de l'utérus?
Que peut-il et que doit-il arriver dans de pareilles conditions? Sans nous arrêter sur l'hématocèle qui, d'après
Bernutz, peut alors résulter du flux du sang vers la trompe
et au delà, sur la péritonite, limitée ou non, qui doit en
être la conséquence, ne pouvons-nous pas voir quelquefois
l'utérus se rompre à la suite et à cause de l'accumulation
du flux menstruel pendant longtemps? On a pu lire, dans

(1) Jaccoud. Loc. cit., t. I, p. 309.
(2) Grisolle, t. I, p. 757.
(3) London méd., 1845.

un journal allemand (1), un fait de ce genre, remarquable surtout par les conditions dans lesquelles s'était faite la rupture. Une femme de 53 ans, ayant cessé de voir ses règles, mourut après quelques jours de souffrance. Le ventre était volumineux, et pendant tout le temps de la maladie il y avait eu des vomissements noirâtres. A l'autopsie, l'utérus était très développé, adhérant à l'estomac et communiquant avec lui par une perforation. Le sang menstruel altéré et accumulé était ainsi vomi.

Sans même que le col soit imperforé ou contracté, une hématocèle cataméniale peut également se produire, résultant alors de l'hémorrhagie du pavillon, de la trompe, de l'ovaire, etc. Nous ne voulons pas ici nous étendre sur les divers genres d'hématocèle ; d'autres, mieux que nous, Gosselin (2), Bernutz, Trousseau, ont traité cette question; nous tenons seulement à signaler un des nombreux dangers qui peuvent menacer la femme irrégulièrement menstruée.

Enfin, pour Velpeau, la suppression ou la diminution des règles, qui est dans certains cas l'effet de l'inflammation ovarique, peut d'autres fois en être la cause. Les rapports intimes des deux organes donnent la clef de ce double phénomène que nous avons pu maintes fois observer.

Résumons-nous pour insister encore une fois sur la large part que nous devons faire à la menstruation dans nos recherches cliniques. Que d'indications ne nous donne-t-elle pas, en effet? Si certaines déviations, celles qui se font vers la peau, par exemple, ne nous apportent qu'une

(1) Rust's Magasin für, 1834.
(2) Gosselin. Clinique chirurgicale, t. II, p. 517.

déduction pronostique insignifiante, d'autres nous apprennent que tel organe est gravement menacé, que tel autre ne l'est que provisoirement si l'on sait agir, surtout agir à propos. — Que la menstruation, supprimée pendant quelque temps par une cause pathologique, redevienne normale, ne sera-t-elle pas un des meilleurs symptômes d'amélioration et de guérison ? Ashwel (1), médecin de Londres, cite plusieurs observations où le retour du flux menstruel indiquait clairement la guérison et nous-même avons déjà parlé de certaines maladies qui disparaissent en même temps que les règles reviennent. En dernier lieu, toutes les fois que la menstruation se maintiendra régulière, même en face d'une affection mortelle, ne sera-t-elle pas d'un bon augure ?- Ne nous indiquera-t-elle pas alors que l'organisme, devant le mal mortel qui l'atteint, le diabète, la tuberculose par exemple, a encore la force de résister, puisqu'il peut subvenir encore aux fonctions accessoires ? Nous avons vu à la Conception une femme de 31 ans, atteinte de tuberculose au 2ᵉ degré ; pendant 8 mois, c'est-à-dire tant que l'hémorrhagie menstruelle se maintint, la maladie resta absolument stationnaire ; les forces étaient conservées, l'appétit normal. Depuis 3 ans nous observons une femme, âgée de 24 ans, atteinte d'un ramollissement limité du sommet droit ; depuis trois ans la maladie n'a fait aucun progrès ; il est vrai que la menstruation a toujours été parfaite et ajoutons que le maintien du flux menstruel sera pour nous le meilleur indice, sinon de la bénignité, au moins de l'arrêt provisoire de la marche de l'affection. Fonssagrives (2) nous apporte l'appui de son

(1) Gaz. méd., 1838.
(2) Loc. cil., t. II, p 311.

précieux témoignage : « Cette solidarité circulatoire entre ces deux organes, dit-il en parlant du poumon et de l'utérus, explique pourquoi une menstruation régulière coïncidant avec des lésions pulmonaires, même avancées (comme j'en ai vu et j'en vois quelquefois des exemples), est pour celles-ci une sorte de soupape de sûreté, et permet une prolongation de la vie à laquelle des hommes arrivés au même degré de phthisie ne sauraient prétendre. »

TRAITEMENT.

De tout ce que nous avons dit concernant la physiologie pathologique et le pronostic de la question, de nombreuses indications thérapeutiques ressortent clairement. Du moment que l'hémorrhagie a lieu vers un organe faible, du moment que les congestions répétées de cet organe faible peuvent le compromettre, et parfois si gravement, il est évident qu'il faut rappeler l'hémorrhagie ou la congestion là où elle doit avoir lieu ; « quo natura vergit, eo ducendum. » Si l'hémorrhagie menstruelle est remplacée périodiquement par une maladie, rappelons également les menstrues, s'il y a moyen ; leur retour sera un gage à peu près certain de la suppression de la maladie. Entre deux phénomènes, l'un physiologique et l'autre pathologique, ne vaut-il pas mieux donner la préférence au premier ? Occupons-nous d'abord des déductions thérapeutiques que nous devons tirer de ce premier point de vue et qui se résument toutes en une loi que nous pouvons formuler : rappel de l'hémorrhagie physiologique. C'est dans ces conditions-là surtout que le traitement aura non seulement le mieux sa raison d'être, mais encore le meilleur résultat. Quoi de plus beau, chez un organisme prédisposé, que de retarder quelquefois indéfiniment l'invasion de la tuberculose qui guette pour ainsi dire sa proie et n'attend qu'une occasion favorable, occasion qu'elle trouverait facilement si on laissait la poitrine ouverte aux congestions périodiques ? C'est sans nul doute le point le plus important de notre travail en même temps que le côté qui satisfait le plus le clinicien. Là, en effet, il voit clairement ce qu'il a à faire et le bon résultat de ce qu'il fait. La netteté des indications thérapeutiques n'est-elle pas d'ailleurs le plus sûr garant du succès du traitement ? Quoi de plus beau que d'empêcher un carcinome de l'estomac ou du sein de faire des progrès rapides, de s'in staller même parfois, quoique, il faut bien l'avouer, on soit plus désarmé en face d'une déviation du côté de l'estomac ou du sein, cette déviation ayant lieu surtout vers la ménopause et ne pouvant être que moins bien et moins promptement remarquée au milieu des irrégularités ordinaires de la menstruation à cette époque. Une affection organique une fois en voie d'évolution, on comprendra facilement la difficulté sinon d'en arrêter le développement, au moins de la guérir.

A tout prix, donc, il nous faudra empêcher les congestions répétées, une déviation régulière et périodique vers un organe important et certainement le moyen le plus simple et le plus sûr est de ramener la congestion et l'hémorrhagie vers l'utérus. Fonssagrives (1) dit très bien, à propos du début de la tuberculose : « Le poumon et l'utérus sont comme les deux capsules d'un sablier : l'un s'emplit quand l'autre se vide, et il est d'un extrême intérêt de recourir aux moyens propres à congestionner le système ovaro-

(1) Fonssagrives. Thérap. de la phthisie pulm., Paris, 1878.

utérin ; » **et, dans** un autre ouvrage d'une portée essentiellement pratique : « C'est la congestion pulmonaire qui
apporte au poumon le blastème indispensable à la production des tubercules et qui fournit aux cellules pulmonaires
périphériques la matière du travail phlegmasique qui s'en
empare et sans lequel les tubercules resteraient inertes et
n'évolueraient pas vers le ramollissement. Prévenir les
congestions du poumon chez les gens en puissance de diathèse tuberculeuse, c'est enlever à cette diathèse le moyen
de passer de la virtualité à la réalisation (1). » Il est donc
logique et rationnel d'essayer par tous les moyens possi-
bles de ramener une hémorrhagie supplémentaire vers l'organe qui doit en être physiologiquement le siège et nous
regrettons de ne pas partager l'avis de Jaccoud quand il
dit (2) : « Les hémorrhagies supplémentaires devenues une
habitude constitutionnelle doivent être respectées, à moins
qu'elles ne soient inquiétantes par leur abondance. » D'autres inquiétudes, en effet, et non moins sérieuses, doivent
éveiller notre attention, celles surtout que nous inspirent
la fréquence de ces hémorrhagies et l'importance des
organes qu'elles affectent. Nous devons, il est vrai, ajouter
que le même auteur dit plus loin (3) : « Une conséquence
pratique de premier ordre pour retarder la formation des
tubercules chez les individus menacés est de prévenir chez
eux, autant qu'il est possible, les inflammations et les congestions de l'appareil pulmonaire. » Or, quand un organe
est, chez la femme, congestionné périodiquement au lieu
et place de l'utérus, y a t-il un moyen plus sûr, pour faire
cesser cette congestion, que celui qui consiste à ramener
la fluxion physiologique vers ce dernier organe ?

(1) Loc. cit., t. I, p. 278.
(2) Jaccoud. Loc. cit., t. II, p. 31.
(3) Jaccoud. Loc. cit., t. II, p. 81.

Quant aux détails du traitement, c'est-à-dire aux moyens que possède la thérapeutique pour rappeler l'hémorrhagie vers l'utérus, drastiques en général, aloès, rue, sabine, apiol, armoise, absinthe, safran, sangsues à la vulve ou entre les cuisses, sinapismes, pédiluves chauds sinapisés, saignée du pied, nous n'avons pas à nous en occuper spécialement. Chacun d'eux peut être utile, à la condition expresse pourtant qu'il soit employé à temps et avec discernement, et que l'hémorrhagie qu'il doit ramener vers l'utérus soit bien sous la dépendance de la menstruation. Voici, à ce propos, une observation que nous devons à l'obligeance à notre excellent ami et collègue, le Dr Fanton : il nous a été donné, à plusieurs reprises, de voir la personne qui en fait l'objet.

Obs. XXVI. — Le 13 février 1879, nous sommes appelé pour donner des soins à la nommée Marie Agnel, âgée de 13 ans 1/2 ; cette jeune fille se plaint de douleurs qui partant du bas-ventre s'irradient dans tout l'abdomen ; ces douleurs ne cessent que lorsque la malade est allée à la selle et reviennent entre 3 et 10 fois par jour. Les selles sont tantôt normales, tantôt liquides, la plupart du temps sanguinolentes. Une fois, la veille du jour où on nous fit venir, une selle n'avait contenu que du sang noirâtre et avait eu lieu après des souffrances atroces. La malade est dans un état d'anémie très prononcé ; rien au poumon, rien au cœur.

L'appétit a complètement disparu. Force médicaments ont été employés, le quinquina, le fer sous plusieurs formes, le bismuth, la pepsine, le laudanum, la ratanhia ; ces remèdes faisaient bien parfois disparaître les selles diarrhéiques, calmaient souvent les douleurs, mais le sang revenait quand même dans les matières stercorales.

En face de cette anémie profonde compliquée du dégoût absolu de la malade pour les aliments, profitant de ce que la jeune fille déclarait qu'elle prendrait volontiers un peu de lait, nous lui ordonnons la diète lactée ; tous les matins un peu d'huile de ricin

avec 10 gouttes de laudanum, ainsi que des cataplasmes sur le ven·
tre préalablement enduit de pommade belladonée. Ce traitement
commencé le lendemain même paraît donner quelques résultats ;
les selles deviennent moins fréquentes, mais toujours sanguinolentes ; les douleurs ont à peu près disparu ; les cataplasmes,
l'huile de ricin, le laudanum sont supprimés le 20 février ; le lait est
bien supporté ; la malade finit par en prendre 5 litres par jour.

Le 23. Deux accès de ténesme violent précédant des évacuations
diarrhéiques et sanguinolentes.

Le 27. Amélioration notable ; la malade reste 6 heures hors du
lit, la diète lactée est supprimée ; lait, œufs et poissons.

Le 2 mars. Le mieux persiste ; toniques, jus de viande, vin de
Bordeaux, solution Aubin, lait à volonté.

Le 11. La malade a bon appétit ; elle peut se promener quelques
heures au grand air ; la guérison paraît prochaine.

Le 20. Les douleurs reviennent avec irradiation vers les lombes ;
les seins sont douloureux à la pression ; la tête est lourde ; sentiment de lassitude générale ; infusion de fenouil, badiane, verveine,
pavot, 1/4 de tête.

Le 21. La malade se met d'elle-même au régime lacté et à l'huile
de ricin ; deux selles avec quelques filets de sang.

Le 22. Une abondante selle contenant beaucoup de sang, ainsi
que les 3 jours suivants.

Le 28. Les phénomènes se sont amendés et la malade a repris
ses travaux ordinaires.

Le 18 avril. Mêmes malaises que le 20 mars ; selles sanguinolentes pendant 2 jours.

Le 21. Tout rentre dans l'ordre ; nous ordonnons des aliments
fortement safranés et prions la malade de revenir vers le milieu de
mai.

Le 16 mai. Santé florissante ; la jeune fille voudrait aller passer
un mois dans l'Isère ; nous lui conseillons de différer son départ
jusqu'à la fin du mois et de prendre, en attendant, chaque matin 50
grammes de la potion suivante :

Extr. de sabine 2 gr.; s. p. de menthe 30 gr. s. p. gomme 150 gr.;

Le 19. Mêmes phénomènes que le 22 mars, se dissipant après plusieurs selles sanguinolentes.

Le 2 juin. La malade part pour l'Isère où, du 15 au 20 juin, elle éprouva les mêmes accidents périodiques, mais sans selles sanguinolentes ; elle prit la potion à la sabine ; elle eut moins de coliques.

Juillet. Dans le courant de ce mois elle ne souffrit presque pas.

Le 10 août. Nous revoyons notre malade qui est maintenant une robuste jeune fille ; le grand air, l'exercice, un bon régime l'ont complètement transformée.

Le 18. La sabine reprise depuis le 15 amène enfin après de violentes coliques, l'écoulement de quelques gouttes de sang par le vagin ; rien par le rectum.

Le 21 septembre. Les menstrues sont définitivement établies ; plus de coliques, plus de diarrhée ni de sang dans les selles ; la malade est désormais guérie.

Cette observation est intéressante à plusieurs titres. Si en effet elle nous montre les bons effets que l'on peut attendre du régime, du grand air en même temps que de la sabine pour l'installation d'une menstruation normale, elle nous indique aussi les grandes difficultés qu'il y a à reconnaître, surtout au début, une hémorrhagie supplémentaire se faisant par le rectum ; ici la périodicité des mêmes phénomènes morbides, des mêmes poussées congestives a pu seule mettre sur la voie.

Un traitement approprié peut donc et doit être souvent utile ; Trousseau nous en donne un exemple. Dans une observation que nous allons reproduire, il nous montre comment des hémoptysies périodiques ont pu être supprimées et comment ainsi on peut parfois parvenir à arrêter, provisoirement au moins, les progrès de la tuberculose.

Obs. XXVII (1). — Une femme, jeune encore, était récemment accouchée lors de son entrée à l'Hôtel-Dieu. Elle allaitait son enfant

____

(1) Trousseau. Loc. cit., t. I, p. 678.

qui fut rapidement enlevé par les progrès de la phthisie pulmonaire dont la mère présentait elle-même les symptômes et les signes. Toux fréquente, expectoration mucoso-puriforme, hémoptysies antécédentes, fièvre et sueurs nocturnes, dyspepsie, amaigrissement considérable. L'examen physique de la poitrine donnait à la percussion une dureté du son au sommet à droite, en avant comme en arrière ; à l'auscultation, dans la même région, une expiration prolongée, des craquements humides, de gros râles muqueux. Ces phénomènes se modifièrent, la malade reprit un certain embonpoint, les forces revinrent ; nous n'entendions plus qu'une respiration faible, sans mélange de râles, là où les signes locaux étaient si prononcés ; il ne restait plus que de la dyspepsie se manifestant par de la pesanteur d'estomac après le repas. Cette dyspepsie cédait à l'administration de l'acide chlorhydrique administré à la dose de trois gouttes dans un demi-verre d'eau sucrée, immédiatement après les deux repas. Nous espérions, nous annoncions même une prochaine guérison, lorsque, le 10 mai, cette femme fut prise d'hémoptysie. Elle rendit par la bouche du sang qui arrivait comme par vomissement ; dans la masse qu'il formait dans le crachoir, on pouvait distinguer des crachats sanglants ; les uns d'un rouge vermeil, spumeux, aérés ; les autres d'un rouge foncé, noirs, présentant une certaine viscosité, et rappelant tout à fait les crachats caractéristiques de l'apoplexie pulmonaire. Cette hémoptysie se répéta pendant quatre à cinq jours, revenant vers le soir ou dans la nuit ; elle céda ou du moins parut céder à l'emploi de potions térébenthinées, à la décoction de ratanhia, à l'administration de l'eau de Rabel. Cependant la malade, épuisée par ces accidents qui l'avaient surtout fort alarmée, avait de nouveau perdu ses forces et son embonpoint. Néanmoins, elle commençait à se relever des suites de cette crise, lorsqu'à un mois de distance, le 18 juin, ces mêmes accidents se produisirent. Ils se répétèrent pendant deux jours : cette fois, ayant appris que, depuis sa couche, elle n'avait pas vu reparaître ses règles, nous pensâmes, en raison même de la périodicité de ces hémoptysies, qu'elles dépendaient d'une déviation hémorrhagique. Une première application d'une sangsue à la partie interne de chaque genou empêcha leur retour. Cette petite saignée locale dérivative fut réitérée le 22 juin ; les crachements de sang furent complètement supprimés.

Depuis cette époque vous m'avez vu attentif aux symptômes in-
dicateurs d'un mouvement congestif du côté de [l'utérus. Tous les
vingt ou vingt-deux jours, cette femme avait un peu de mal de tête,
des pesanteurs dans les reins, des douleurs dans l'hypogastre, des
besoins plus fréquents d'uriner ; alors vous m'avez vu appliquer
trois jours de suite une seule sangsue à la partie interne d'un des
génoux ; de cette façon, nous avons pu conjurer le retour de l'hémoptysie, et nous avons vu les accidents pulmonaires retrocéder,
ou tout au moins ne pas s'aggraver. Cette malade est sortie de l'hôpital, emportant avec elle une cause de mort probablement prochaine et inévitable ; mais enfin elle est sortie après six mois de
séjour, dans des conditions infiniment meilleures que celles où elle
se trouvait auparavant.

Les déviations du côté de l'estomac ou du sein, issues de
la même loi pathogénique, réclament la même application
thérapeuthique. «La curation du squirrhe, a dit Ambroise
Paré (1), se fera en provoquant aux femmes leurs mois.»
Et Marc Antoine Petit : « Le cancer succédant aux irrégularités du flux menstruel se guérit facilement par les
saignées. » C'est par ce moyen que Robert (2) prétend avoir
guéri dix femmes, atteintes d'affections carcinomateuses,
dont il cite les observations. Sans nous inscrire en faux
contre ce résultat, nous contestons au moins la certitude
du diagnostic ; tout en nous inclinant devant l'autorité de
ces éminents praticiens, il est de notre devoir de nous élever contre cette assurance de guérison facile, contre la con-
fiance absolue dans la thérapeutique, en face d'affections
semblables. Les auteurs précédents ont eu, sans doute, affaire à des congestions simples ou à des tumeurs bénignes
du sein qui disparaissaient devant le traitement ou s'arrê-

(1) Œuvres complètes, liv. VII, p. 178.
(2) Robert. Loc. cit.

taient dans leur marche. Nous ajoutons pourtant que cette thérapeutique est logique, qu'elle doit même donner de bons résultats dans le cancer du sein ; s'il ne le guérit pas, ne peut-il pas au moins en arrêter le développement rapide? Dans l'hypertrophie de la mamelle, les succès sont plus complets et plus sûrs. Jamain (1) en cite une observation tirée des Ephémérides des curieux de la nature ; il s'agit d'une femme qui, à la suppression brusque des règles, eut un gonflement énorme du sein : elle ne pouvait se lever; elle fut guérie par deux saignées du pied. Et plus loin le même auteur préconise, avec raison, les emménagogues contre l'hypertrophie générale des mamelles, causée par la suppression de l'évacuation menstruelle.

Il faut également agir, et dans le même sens, quand l'hémorrhagie se dévie du côté d'une plaie, des varices, de la peau. Si les déviations de ce genre sont moins dangereuses, si elles n'emportent pas avec elles le pronostic presque fatal des précédentes, il n'y a aucun intérêt à les maintenir, tout à gagner à rappeler l'hémorrhagie physiologique. N'oublions pas en effet que c'est à peu près toujours une condition pathologique qui préside aux déviations menstruelles, même quand le sang se porte vers des organes peu importants et n'ayant en apparence guère à souffrir de ces déviations. Que ce soit, par exemple, vers des varices, ne verra-t-on pas forcément le volume et le nombre de ces veines malades s'accroître, et par suite cette infirmité s'aggraver encore? Vers une plaie, un ulcère? La cicatrisation n'en sera-t-elle pas alors indéfiniment retardée?

Le même traitement est tout aussi rationnel quand le flux menstruel, supprimé chez une personne malade, amène

(1) Jamain. Loc. cit., t. II, p. 173

une recrudescence des symptômes pathologiques. Trousseau parlant d'une femme en puissance d'une maladie de Graves sinon occasiounée, au moins entretenue par l'aménorrhée, nous donne, à ce sujet, l'appui de sa grande autorité: « Les choses en étaient là, dit-il, lorsque tout à coup la malade fut prise de vomissements, d'anxiété précordiale et d'une augmentation très accusée de tous les symptômes de son affection. Le même jour apparaît le flux menstruel ; il ne dure que quelques heures. Je regrette de n'avoir pas été instruit à temps de cet épiphénomène ; j'au rais par la saignée du bras ou l'application de quelques sangsues aux membres inférieurs tenté de rendre l'écoulement menstruel plus abondant et plus durable (1). » Certainement les phénomènes morbides auraient été d'autant moins marqués que les règles auraient été plus abondantes. Plus loin (2), il cite l'observation détaillée d'une demoiselle, réglée à 12 ans, atteinte 2 ans après de goitre exophthalmique, de palpitations au moment où les règles commençaient à se supprimer. Il y eut exacerbation à chaque époque menstruelle, amélioration passagère quand rarement les règles apparaissaient ou quand la malade avait des épistaxis, et rémission de tous les symptômes quand ces hémorrhagies étaient abondantes. L'indication thérapeutique ne peut ressortir plus nettement de pareils détails.

Si l'écoulement menstruel est remplacé par une affection périodique, par un phénomène pathologique, en vain emploiera-t-on le meilleur traitement spécial, en vain prodiguera-t-on tous les remèdes de la médication ordinaire pour obtenir la guérison de la maladie ; un seul moyen est

(1) Trousseau. Loc. cit., t. II, p. 572.
(2) Trousseau. Loc. cit., t. II, p. 575.

à tenter, le rappel de l'hémorrhagie physiologique. Sur ce terrain, le succès de la méthode ne pourra que confirmer les idées que nous avons émises et en proclamer la grande valeur clinique ; il prouvera, sans conteste, que l'affection remplaçait bien l'écoulement menstruel, puisqu'elle dispa‑ raîtra dès qu'aura reparu ce dernier. Ce traitement est logique et les exemples de pareilles guérisons ne sont d'ailleurs pas rares. Nous avons parlé de ces accès de folie périodique, cités par de Boismont, et subissant une influence si heureuse du retour de la menstruation. Jaccoud en parlant des accès épileptiques qui correspondent aux époques cataméniales dit que cette maladie peut alors très bien guérir. Comment, si ce n'est par le retour de l'écoulement dont l'absence occasionnait les crises nerveuses ? Nous trouvons dans Marseille médical du mois de septembre 1879 quelques cas de ce genre très intéressants (1).

Sauvet a rapporté l'observation d'une jeune fille de 16 ans, chez laquelle les règles ne s'accompagnèrent pendant deux ans d'aucun phénomène anormal. Une suppression de l'écoulement détermina aussitôt après un accès de manie, de trois à quatre jours de durée, coïncidant avec l'époque menstruelle. Depuis ce temps, tous les mois à la même époque, le délire éclate et disparaît après une application de sangsues.

Nicolas publie l'observation d'une jeune fille qui avait de fréquents maux de tête que soulageait le saignement par le nez depuis que les règles étaient dérangées. Le saignement venant à manquer, elle fut prise d'accidents hystériformes. Le retour du flux menstruel qu'on avait provoqué amena la guérison.

____

(1) Taquet. Influence de la menstruation sur le système nerveux.

Mistral.   5

Esquirol cite une jeune femme qui, ayant éprouvé une suppression de menstrues, déserte sa maison et laissc à son mari une lettre pour l'avertir que, lasse de la vie, elle va se noyer ; elle se rend à Saint-Cloud pour exécuter son dessein. Les règles se retablissent pendant la route ; la malade rentre chez elle,guérie de son délire.

Le Dr Berthier, médecin de Bicêtre, a constaté un cas d'aphasie qui a disparu sous l'influence de la menstruation (1).

Duparque cite une belle observation, Négrier et Aran plusieurs autres, d'accidents nerveux hystériques et périodiques, guéris par les émissions sanguines. Le traitement aurait été, il nous semble, plus rationnel encore s'il avait consisté à produire l'hémorrhagie physiologiquement, s'il s'était adressé à l'utérus. Sans doute le résultat était, pour le moment, le même ; mais, à chaque époque cataméniale, on était exposé à des accidents identiques dont on ne pouvait espérer la disparition complète que par le retour régulier des règles. Entre deux moyens, dont l'un n'agit que provisoirement, tandis que l'autre, plus difficile sans doute, amène une guérison absolue en prévenant de nouvelles crises, l'hésitation n'est pas possible. Dans certains cas seulement, l'imminence du danger, la nécessité d'une action rapide, doivent faire préférer le premier.

Qui n'a observé de ces hystériques aux accès périodiques dont tout trouble disparaît quand les règles redeviennent normales ? Qui n'a donné des soins à des gastralgiques aux crises mensuelles, qu'une révulsion vers l'utérus ou les membres inférieurs guérit infailliblement en rétablissant

(1) Berthier. Des névroses menstruelles. Paris, 1874.

le flux menstruel ? Le traitement est logique, il réussit ; qu ne l'emploierait dans pareille circonstance ?

Duplay (1) cite, en outre, chez des jeunes filles mal réglées, des cas d'érythème du pavillon de l'oreille s'amendant considérablement dès que les périodes menstruelles étaient bien établies ou rétablies. Danlos (2) attribue également au retour des règles la guérison de beaucoup d'affections cutanées. Le rappel de l'hémorrhagie cataméniale est donc dans tous ces cas le but vers lequel doivent converger tous nos efforts, et les moyens de l'obtenir le seul mode de traitement que l'on puisse employer.

Si c'est une affection aiguë qui, survenant au moment des règles, les remplace ou, si l'on préfère, les supprime, la conduite à tenir sera variable et dépendra d'abord de l'affection elle-même, ensuite des symptômes qui en formeront l'escorte. Certaines maladies, les fièvres éruptives. par exemple, doivent invariablement suivre leur cours ; le rétablissement du flux menstruel ne pourrait donc en rien le modifier. Ces pyrexies en outre se compliquent souvent d'hémorrhagies et d'anémie, et nous ne sachions pas qu'il soit jamais utile ou indifférent de débiliter un organisme déjà trop affaibli. Pour le rhumatisme et la pneumonie, le cas est différent ; nous avons cité l'observation de deux rhumatisantes qui ne subissaient un accès de leur maladie, n'éprouvaient un gonflement des articulations qu'à l'époque du flux menstruel ; l'hémorrhagie, rappelée les périodes suivantes, mettait à l'abri d'une nouvelle poussée articulaire. Quant à la pneumonie, nous avons également cité une observation absolument concluante.

(1) Duplay. Loc. cit., t. IV, p. 27.
(2) Danlos. Thèse citée.

Nous regrettons encore ici de ne pas être d'accord avec Raciborski, qui dit en effet (1) : « L'évacuation menstruelle qui arrive dans le cours des phlegmasies aiguës des organes respiratoires n'a aucune influence sur la marche de ces maladies ; par conséquent on ne doit jamais dans ces cas-là chercher à provoquer les règles dans l'espoir d'obtenir une amélioration. » Il avoue pourtant que certains auteurs dignes de foi, Forestus, Andral, ont cité des cas de fluxions de poitrine terminées heureusement après des hémorrhagies utérines.

Qu'on n'aille pas cependant nous attribuer la prétention de croire que l'on doive toujours et quand même essayer de rappeler les règles, que ce soit là le premier et le seul traitement dans la pneumonie qui survient à l'époque cataméniale. Non. Mais quand l'hémorrhagie ou la congestion utérine a la moindre tendance à se produire, nous proclamons qu'il faut favoriser ce genre de révulsion, qui ne peut qu'être utile alors.

D'autres affections aiguës remplacent périodiquement les règles. Ainsi Jaccoud (2) parle des angines ménorrhagiques survenant chez les femmes mal réglées, mais avec des symptômes généraux d'une violence insolite. Ce n'est plus ici une maladie qui, éclatant par hasard au moment de l'hémorrhagie menstruelle, supprime cette dernière par la congestion qui se fait vers l'organe atteint, mais bien une affection qui se déclare périodiquement à chaque époque cataméniale pour tenir lieu et place de la menstruation. Cette considération est une nouvelle indication pour agir et tout tenter afin d'obtenir l'hémorrhagie normale.

(1) Raciborski. Loc. cit.
(1) Jaccoud. Loc. cit., t. II, p. 204.

Que devons-nous faire quand l'absence des règles physiologiques provient de l'obstruction provisoire ou permanente des voies génitales, absence du vagin, atrésie de l'utérus ou de la vulve, imperforation de l'hymen? Quand on connaît les nombreux dangers qui peuvent résulter de ces diverses imperfections anatomiques et dont les principaux et les plus ordinaires sont les hématocèles et les ruptures de l'utérus, on ne peut qu'intervenir au plus tôt. L'intervention variera suivant l'obstacle, depuis une simple ponction jusqu'à la création d'un vagin artificiel dans les cas d'absence congénitale de cet organe. Cette opération fut pratiquée la première fois par Amussat; Dolbeau eut plus tard un succès complet chez une jeune fille qui se maria et accoucha à terme sans trop de difficultés; Addis Emmet, de New-York, a également publié un certain nombre de faits analogues (1). Trousseau (2) cite une femme qui, dit-il, avait ses règles en dedans. Le vagin manquait, mais on sentait très bien l'utérus, surtout à chaque époque menstruelle. Il y avait chaque mois un peu d'hématocèle cataméniale. Ce qui nous étonne, c'est que Velpeau qui soignait la malade avec Trousseau n'ait pas songé à pratiquer une opération que les accidents indiquaient si nettement. L'hématocèle sera toujours une épée de Damoclès suspendue sur la tête de cette jeune fille qui, par un vagin artificiel, non seulement aurait vu cette imminence de dangers incessants disparaître, mais aurait encore acquis les formes de son sexe et les moyens d'en accomplir la mission physiologique. M. Daniel Mollière rapporte, dans *Lyon médical*, une observation absolument semblable et où il n'a eu qu'à se louer d'être intervenu.

(1) In Gaz. des hôp., 22 mai 1880.
(2) Trousseau. Loc. cit., t. III, p. 654.

Obs. **XXVIII** (1). — Une femme de 22 ans, mariée depuis deux ans, n'avait pas été réglée avant son mariage ; mais, depuis l'âge de 17 ans, elle ressentait de violentes douleurs dans la région abdominale, avec tuméfaction douloureuse des seins qui étaient normalement conformés. Ces douleurs venaient régulièrement tous les mois et disparaissaient spontanément. Elles persistèrent après son mariage. Au reste, le coït, malgré des tentatives nombreuses et réitérées, resta toujours impraticable.

Comme, chez cette patiente, le sens génital était loin de faire défaut, ces tentatives avaient eu sur son organisme des effets déplorables et avaient développé une grande sensibilité nerveuse.

En examinant la région génitale, on trouvait les grandes et les petites lèvres et le clitoris normalement conformés. Le méat urinaire était dans sa situation normale ; mais immédiatement au dessous de lui on ne trouvait pas la moindre trace d'orifice vaginal Il y avait un périnée épais. L'index introduit dans le rectum arrivait sur une tumeur oblongue, située à environ 8 centimètres au-dessus de la marge de l'anus. Cette tumeur, qui n'était séparée du doigt que par l'épaisseur des parois du rectum, avait une extrémité inférieure conique qui, par sa forme, sa consistance, son volume, rappelait le col utérin. Peu mobile, elle se continuait par sa partie supérieure droite avec une tuméfaction diffuse qui occupait toute la fosse iliaque droite et qui était douloureuse à la pression. Il n'y avait qu'un seul plan vésico-rectal, et aucun organe dans son épaisseur. C'était donc bien une absence congénitale du vagin et non une simple imperforation. La tumeur était constituée par l'utérus et une hématocèle menstruelle.

Six jours avant le molimen menstruel; fut entreprise l'opération du vagin artificiel. Entre le doigt indicateur gauche introduit dans le rectum et une sonde passée dans la vessie, M. Mollière fit la dissection à l'aide du bistouri et de ciseaux mousses. A chaque instant l'instrument tranchant divisait des vaisseaux volumineux qui donnaient une hémorrhagie abondante. Arrivé au niveau du col utérin, dont l'orifice fut reconnu avec l'aide d'un spéculum, l'auteur arrêta la dissection.

(1) Gaz. des hôp., 22 mai 1880

Une mèche de charpie cératée fut introduite dans le vagin de nouvelle formation. Il avait environ 8 centimètres de longueur et aurait admis deux doigts. Le lendemain à la mèche de charpie fût substitué un tube en verre.

Le cinquième jour après l'opération, menstruation abondante sans aucune douleur ; diminution de la tumeur iliaque.

A partir de ce jour, une sonde rectale en gomme, ayant à peu près le volume d'un pénis, fut maintenu à demeure dans le vagin. Un mois après, pas d'accidents et deuxième menstruation. Mais alors cette femme, ayant quitté l'hôpital pour assister aux derniers moments de son mari, négligea l'introduction de la sonde prescrite. Trois mois après, le nouveau vagin, qui paraissait couvert d'une muqueuse de nouvelle formation, s'était considérablement rétréci. La tumeur abdominale avait disparu. En quelques jours, à l'aide d'éponges préparées à la gomme, on lui avait rendu ses dimensions premières.

Nous pouvons ajouter un exemple identique tiré de notre observation personnelle : malheureusement l'examen de la malade, si complet qu'il ait pu être, n'a pas été renouvelé à l'époque cataméniale pour préciser davantage l'utilité d'une intervention chirurgicale.

Obs. XXIX.—La nommée Manière (Alice), âgée de 18 ans, entre comme pensionnaire, le 6 décembre 1880, à l'hôpital de la Conception. Les seins, les grandes et les petites lèvres, le clitoris, le canal de l'urèthre sont normalement conformés ; le vagin manque absolument ; le toucher rectal permet de sentir, à travers une paroi peu épaisse, une sonde introduite dans la vessie ; la sensation d'une tumeur profonde, qui serait l'utérus, est moins nette. Cette jeune fille, depuis quelques années, éprouve périodiquement des douleurs dans le bas-ventre et les seins ; le sang afflue dans ces parties à cette époque, des hémorrhoïdes surviennent, le tout disparaissant après une hémorrhagie rectale. M. Vidal, chef du service, avant de se décider à opérer, veut observer lui-même les phénomènes menstruels qui doivent survenir du 17 au 20. Rien n'arrive à cette époque et la malade impatientée de tout ce retard sort le 28 du même mois.

Ce prompt départ est vraiment fâcheux. Un plus long séjour de cette demoiselle dans nos salles nous aurait sans doute permis d'assister à une période menstruelle, d'en voir toutes les manifestations, de mieux sentir l'utérus probablement augmenté de volume ; et M. Vidal, fort de toutes ces preuves, convaincu de la nécessité et de l'utilité d'une intervention chirurgicale, s'y serait très volontiers résolu.

Je dois à l'obligeance de mon pauvre ami Phétu une observation d'imperforation complète du vagin opérée avec succès par M. le Dr Ferras, de Luchon, sur la personne d'une jeune fille de 15 ans. Tous les mois, depuis deux ans, cette demoiselle éprouvait un malaise général avec mal aux reins et picotement dans les seins; les veines hémorrhoïdales se congestionnaient ensuite pour produire une légère hémorrhagie.

Hervez de Chégoin (1) parle d'une imperforation complète congénitale de l'utérus, avec absence du col, chez une femme de 32 ans ; depuis 17 ans il y avait rétention des règles. Une ouverture pratiquée au corps de la matrice amena la guérison.

Dance (2) cite une oblitération du col de la matrice, survenue chez une jeune femme de 23 ans, à la suite d'un accouchement laborieux et prématuré. Au bout de 4 mois, accidents périodiques se renouvelant de mois en mois et correspondant aux époques menstruelles ; développement considérable du corps et du col de la matrice ; opération heureuse.

(1) Arch. gén. de méd., t. XXI, p. 610, 1re série.
(2) Arch. gén. de méd., t. XX, p. 530, 1re série.

Beaucoup d'autres cas à peu près semblables se trouvent dans le mémoire de Bernutz (1).

Tillaux (2) a ponctionné l'hymen d'une jeune fille de province dont l'utérus distendu par le sang menstruel avait le volume d'un utérus à six mois de grossesse ; il sortit deux litres de sang noir qui était accumulé depuis longtemp dans le vagin et dans la matrice. Plusieurs années auparavant, le Dr Picard (3) avait pratiqué la même opération sur l'hymen et l'utérus d'une jeune fille de 19 ans ; ce dernier organe très developpé se vida et les règles furent désormais normales.

Rondeau d'Aigurande(4) a de son côté communiqué un cas très curieux d'imperforation de l'hymen : Les règles arrêtées par cet obstacle formaient une tumeur qu'une matrone de village prit pour la tête d'un fœtus ; la ponction de l'hymen dissipa les doutes et les dangers.

Une intervention de ce genre n'est malheureusement pas toujours aussi clairement indiquée, témoin le cas présenté par une malade du service de Dumontpailler à la Pitié (5). Depuis 14 ans elle avait un mouvement fluxionnaire vers les seins, des douleurs de reins, etc., mais jamais d'écoulement sanguin par la vulve. Quatre ans plus tard, hémorrhagies périodiques supplémentaires par les hémorrhoïdes, crises d'hystérie quand ces hémorragies se suppriment, retour à la santé quand elles reviennent ; col de l'utérus imperforé.

(1) Arch. gén. de méd., 4e série, t. XVIII, p, 129 et 433, t. XIX, p. 186, 1849.
(2) Gaz. des hôp., 28 septembre 1878.
(3) Gaz des hôp., mai 1858.
(4) Gaz. des hôp., 28 septembre 1878.
(5) Gaz. des hôp., 27 juillet 1878.

L'utérus étant très petit et n'ayant jamais indiqué une rétention des règles dans sa cavité, devait avoir également le corps imperforé. L'autopsie vint plus tard, et par hasard, confirmer ces prévisions (1).

Que fallait-il faire ? Quel résultat pouvait-on attendre d'une intervention chirurgicale ? Dans de pareilles conditions on ne peut que faire ce que fit Dumontpailler : attendre et surveiller.

De tous ces exemples une bonne leçon nous reste : chez une jeune fille bien portante et non réglée, quoique en âge de l'être, il est important de se livrer tout d'abord à un examen anatomique sérieux ; de s'assurer si les parties sexuelles présentent une disposition normale, de pratiquer même le cathétérisme utérin pour voir s'il n'y a ni rétrécissemeut, ni oblitération. C'est le conseil que donne Huguier (2). A quoi serviraient dans ces cas les emménagogues ? Le seul emménagogue ici est la destruction de l'obstacle; comme dans les autres cas d'aménorrhée, il consiste tout simplement à faire disparaître la cause de la maladie. Ainsi le fer est essentiellement hémostatique, et pourtant dans la chlorose on peut dire qu'il est emménagogue, puisqu'il fait revenir les règles ; il est vrai qu'il rétablit ces dernières parce qu'il relève et raffermit la santé générale. « Chez les jeunes personnes qui seraient malades à l'époque de la puberté, a dit Raciborski, au lieu de chercher à provoquer leurs règles dans l'espoir de voir disparaître leurs maladies, on doit avant tout s'occuper du soin de les guérir ; ces maladies étant, dans la plupart des cas, elles-mêmes la

(1) Gaz. des hôp., 4 mai 1880.
(1) De l'hystérométrie. Paris, 1865.

cause du retard de la menstruation ; les moyens qui con-viennent le mieux pour les combattre seraient les meilleurs emménagogues. » C'est très vrai, quoique la menstruation, comme nous l'avons vu, puisse, en s'établissant ou en se rétablissant, faire disparaître beaucoup d'affections ner-veuses : chorée, épilepsie, manie, etc.; le tout est de savoir distinguer si l'absence de l'hémorrhagie est la cause ou l'effet de l'état pathologique existant. Trousseau (1) est du même avis que Raciborski : « Tant qu'existent des trou-bles généraux, dit-il, c'est vainement qu'avec des emmé-nagogues on voudrait rétablir les règles. La première con-dition de toutes, c'est de rétablir l'équilibre. » Et plus loin : « Il est trop évident que, si la fièvre ou une phlegmasie antagoniste s'oppose à la fluxion menstruelle, le médecin n'aura à s'occuper que de combattre cette fièvre ou cette phlegmasie. » Les règles reviendront, en effet, naturelle-ment le jour où aura disparu la cause qui les avait suppri-mées. « Sublatâ causâ, tollitur effectus. »

(1) Trousseau. Loc. cit., t. III, p. 640.

Paris. — Typ. A. PARENT, A. DAVY, succr, rue Monsieur-le-Prince, 31.

9 782019 297435